Christoph Seidler, Michael J. Froese (Hg.)
Traumatisierungen in (Ost-) Deutschland

»Reihe Psyche und Gesellschaft«

Herausgegeben von Johann August Schülein und Hans-Jürgen Wirth

Christoph Seidler, Michael J. Froese (Hg.)

Traumatisierungen in (Ost-) Deutschland

Psychosozial-Verlag

Bibliografische Information Der Deutschen Nationalbibliothek
Die Deutsche Nationalbibliothek verzeichnet diese Publikation in der Deutschen Nationalbibliografie; detaillierte bibliografische Daten sind im Internet über <http://dnb.ddb.de> abrufbar.

Originalausgabe

Goethestr. 29, D-35390 Gießen.
Tel.: 0641/77819; Fax: 0641/77742
E-Mail: info@psychosozial-verlag.de
www.psychosozial-verlag.de

Umschlagabbildung: Wolfgang Mattheuer: »Die Ausgezeichnete«, 1974

Umschlaggestaltung nach Entwürfen des Ateliers Warminski, Büdingen.
Gesamtherstellung: Majuskel Medienproduktion GmbH, Wetzlar
www. majuskel.de
Printed in Germany
ISBN 3-89806-564-2
ISBN 978-3-89806-564-1

Inhalt

Traumatisierung in der Geschichte und Gegenwart (Ost-) Deutschlands

Editorial

Das Titelbild

Lässt man sich auf Wolfgang Mattheuers Bild »Die Ausgezeichnete« nur ein wenig ein, so kann man etwas von der psychischen Integrationsleistung spüren, die uns Ostdeutschen während unseres Lebens in der ehemaligen DDR permanent abverlangt wurde: Wir sollten mit einer Wirklichkeit zufrieden sein, die wir oft als traurig, schmerzhaft und enttäuschend empfanden! So wie in der vom Maler dargestellten Szene: Einer älteren Frau ist gratuliert worden. Sie hat etwas geleistet, das anerkennt, geehrt wurde. Statt stolz und glücklich zu sein, sitzt sie blass, müde, deprimiert und allein auf ihrem Platz. Vor ihr liegen die Attribute der Würdigung, drei Tulpen. Das erschreckt den Betrachter. Denn mit dem Titel ist eine Szene der Auszeichnung versprochen. Hierzu erwartet man eine angemessene Ehrung, einen würdigen Rahmen, passende Geschenke!

Gerade an dieser besonderen Relation von Proklamation und Wirklichkeit macht Mattheuer seinen Widerspruch auf: Das Graue, Deprimierte, Leidende der dargestellten Frau einerseits, die – bis auf die Blumen, leere – Szenerie andererseits! Keine wirkliche Gabe, die die Verheißung einlöst, kein menschlicher Kontakt, der den Betrachter ablenkt oder kein Symbol, das über die Verlorenheit der Situation tröstet. Allein nach dem Akt der Ehrung können wir ihr ins Gesicht, fast sogar in ihr blutendes Herz sehen. So zeigt die Szene eigentlich eine Abspeisung statt eines Geehrt-Werdens. Die Frau zeigt eine Vertreterin der – ehemals die herrschende Klasse genannten – Schicht, der Arbeiter und Bauern. Eine Heldin der Arbeit, verbraucht und gezeichnet. Diese Verlorenheit scheint sie zu kennen; sie hat den Krieg schon erlebt. Und sie begehrt nicht mehr auf. Resigniert trägt sie ihr Schicksal. Enttäuschung und Wut scheinen in dem kranken, fast toten Gesicht eingefroren. Noch ist sie am Leben.

So steht dieses Bild wie kaum ein anderes für das andauernd enttäuschende

Verhältnis von Ideal und Wirklichkeit, das wir Ostdeutschen gut kennen. Wer im Land blieb, war entweder mit dem politischen System der DDR identifiziert oder er glaubte, dass es sich lohne, für linke Ideen zu bleiben. Damit waren wir Ostdeutschen nicht allein; viele Intellektuelle im Westen bekannten sich zu ähnlichen Werten. In welch ausgeprägten Maße diese Vorstellungen illusionär waren, zeigte sich erst beim Kollaps des gesamten Ostblocks 1989. Insofern enthielt die Identifikation mit dem politischen System der DDR immer eine gewisse Idealisierung der eigenen Lage, samt der zu ihr gehörenden Verdrängung der täglichen, oft äußerst bescheidenen Realität. Dass die Regierung, die sog. Funktionäre der Arbeiterklasse, längst nicht nur ihre eigenen Ideen, sondern auch die Menschen, die an sie glaubten, verraten hatten, zeigt das Mattheuersche Bild wie kaum ein anderes.

Traumatisierungen und ihre Weitergabe

Heute stellt das *Traumatische* eine eigene Verständnismöglichkeit für psychisches Leid dar. Obwohl Psychoanalytiker und Psychiater schon seit Beginn des 20 Jahrhunderts auf die Besonderheiten von Traumatisierungen hinwiesen, begann erst mit der Verarbeitung von Holocaust und Vietnamkrieg eine Anerkennung des Traumas als eigene Störungsform in den westlichen Gesellschaften. Unser psychologisches und psychotherapeutisches Wissen um die verschiedenen Formen, Folgen und Behandlungsmöglichkeiten von Traumatisierungen haben sich in den letzten 20 Jahren ganz erheblich entwickelt und ausdifferenziert.

Standen im Westdeutschland der 70er und 80er Jahre zunächst die *psychischen Folgen des Holocaust* zur Diskussion, ist es mit der Wiedervereinigung Deutschlands und mit der Beendigung des Kalten Krieges in Europa zu einer umfassenderen Wahrnehmung der verschiedenen *Traumatisierungen* durch den zweiten Weltkrieg gekommen. Angesichts der riesigen Täter- und auch der Opferzahlen innerhalb der deutschen Bevölkerung, ist es in höchstem Maße erstaunlich, dass weder in der BRD, noch in der DDR vor dieser Zeit psychische Störungen auch von Psychoanalytikern fast vollständig als neurotische Störungen familialisiert worden sind und nicht in angemessener Weise mit dem zweiten Weltkrieg in Verbindung gebracht werden konnten.

Ein erstes Thema stellen in dieser Hinsicht die *Besonderheiten der Kriegs-*

kindheit dar. Als ein weiterer wichtiger Mechanismus kann die *transgenerative Weitergabe* unverarbeitbaren psychischen Materials an die nachfolgende Generation angesehen werden. Neben den aus dem Krieg hervorgehenden potentiell traumatisch wirkenden Faktoren, kommen in der ehemaligen DDR mit dem 17. Juni, dem Mauerbau und der Wende, der Stasi-Bespitzelung, fehlender Meinungs- und Reisefreiheit und den Pervertierungen des Rechts- und Justizsystems *eigene Ereignisse und Mechanismen* als mögliche traumatogene Faktoren hinzu. In diesem Band werden Anfänge von verschiedenen Positionen und sozialpsychologischen Feldern her unternommen diese DDR-spezifischen seelischen Verletzungen besser zu verstehen. Gemeinsam ist allen Autoren eine gelebte Vergangenheit in der DDR und ein psychotherapeutischer bzw. psychoanalytischer Blickwinkel.

Wir gehen mit diesen Beiträgen an die Öffentlichkeit, um sowohl mit unserem Erfahrungshintergrund als Ostdeutsche und Psychoanalytiker die Integration von fragmentierten, verödeten und abgespaltenen Lebensbereichen anzuregen, die durch Traumatisierungen entstanden sind. Der Charakter der öffentlichen Traumabearbeitung bestimmt in starkem Maße die individuelle Reflexion traumatischer Prozesse – kann sie befördern oder behindern. Zögernd mit Beginn der 90er Jahre, verstärkt seit dem Jahr 2000 hat sich die öffentliche Diskussion ideologisch motivierter Denkbarrieren entledigt. Jetzt können die verschiedenartigen Aspekte von Kriegserlebnissen auch bei der Normalbevölkerung vorurteilsfrei beschrieben und diskutiert werden. Da die Ostdeutschen an der Geschichtsschreibung Deutschlands bisher wenig teilhaben, geraten ihre Traumatisierungen durch Nazizeit und Krieg, durch Flucht und Vertreibung, durch stalinistische Repressionen und Mauerbau, Inhaftierung oder berufliche Benachteiligung aus politischen Gründen und allgegenwärtige Angst vor Bespitzelung leichter in Vergessenheit. Ein besonderes Kapitel stellen die Konflikte und Kränkungen durch die so genannte *Wende* dar. Diese spezifisch ostdeutschen seelischen Verletzungen passen nicht ins neue Deutschlandbild und werden oft als Larmoyanz und Verbitterung denunziert. Deswegen geraten sie unter eine kollektive Minderschätzung und genau deshalb müssen sie auf die Tagesordnung kritischer Diskussion und umfassender Würdigung.

Wir wissen, dass mit so etwas Brüchigem und Zartem wie der menschlichen Erinnerung vorurteilsfrei, behutsam und geduldig umzugehen ist, damit sie einigermaßen wirklichkeitsnah auftauchen kann. Das sehen wir Psychoanalytiker als unseren Auftrag an. Die Grundregel der Psychoanalyse ermutigt den Analysanden zu sagen, was ihm durch den Kopf geht, auch wenn es unangenehm, peinlich oder nebensächlich zu sein scheint! Befolgt er diese Regel, so kann er entdecken, dass er mehr weiß, als er sagt, – und das ist manchmal überraschend – auch mehr sagt, als er weiß. Damit kann er auf ein Wissen stoßen, dass er in sich trägt, ohne es längst zu kennen, seine subjektive Wahrheit.

Dennoch: das traumatisierte Gedächtnis ist erbarmungslos! Verlassenheitserlebnisse, Angstüberflutungen, Vertrauensverluste werden dauerhaft ins *Gehirn* eingeschrieben, wie wir aus der neueren Hirnforschung wissen. Und auf das autobiografische Gedächtnis ist wenig Verlass. Denn es schreibt Vergangenheiten jeweils so um, dass sie zum Aktualzustand des Ichs passen. *Wir erinnern uns so, wie es uns heute am besten passt!* Und dieser Jetzt-Zustand wird ganz erheblich von der herrschenden Moral beeinflusst, was auf die individuelle Traumaverarbeitung zurückwirkt. Welche Abweichungen es zwischen dem wirklich Erlebten und dem heute Erinnerten gibt, fällt dem Zeitgenossen natürlich besonderes auf, da er diese Dinge meist persönlich erlebt hat. Nicht selten reagieren wir Therapeuten mit Befremden, wenn uns ostdeutsche Patienten politisch eingefärbte Versionen ihres Lebenslaufs mit einem Duktus des (politischen) *Helden- oder Opferstatus* erzählen, der einen Verwertungsmodus in der aktuellen westlichen Gesellschaft erkennen lässt. Wer aber die früheren Verhältnisse kennt, kann die vom Patienten intendierte Tendenz gut erkennen. Deswegen halten wir es für unsere Aufgabe, die Öffentlichkeit an unseren diesbezüglichen Erfahrungen teilhaben zu lassen.

Einführende Zusammenfassung der Beiträge

Einige einführende Bemerkungen zu den verschiedenen Artikeln des Buches. Als Gastautor gewannen wir den Züricher Psychoanalytiker *Mario Erdheim.* In seinem Beitrag zeigt er, wie sich Kulturen des Erinnerns und Vergessens in Abhängigkeit von den Machtverhältnissen entwickeln. Uns Ostdeutschen hält er warnend einen Spiegel vor. Er macht es taktvoll an einem historischen, einem exotischen Beispiel, dem aztekischen Reich. Seine Botschaft:

> »Die in uns allen wirksamen Größen- und Allmachtsfantasien treiben uns zu einer Identifikation mit dem Mächtigen […] Zuwenig wird daran bedacht, dass das Problem des Ichs auch darin besteht, dass es ein Herr sein möchte […] Es ist dieser Machtanspruch, der vergesslich macht […] Arbeitet dieses Ich an einer ›Erinnerungskultur‹, die im Dienst von Machtansprüchen steht, so kann man gewiss sein, dass die Produktion von Unbewusstheit bald in vollen Gang kommen wird« (S. 28 in diesem Band).

Erinnerung an die Identifikation mit den Mächtigen dagegen ist mit Trauerarbeit verbunden, Schuld und Scham werden schmerzlich bewusst. Denn die *Identifikation mit den Mächtigen* erzeugt zugleich *unbewusste Schuldgefühle*, welche erst verständlich machen, in welch ungeheuer schneller Weise Kulturen wie die der Azteken durch relativ geringfügige (kriegerische) Bedrohung kollabiert sind.

In seinem Beitrag »Trauma, Schweigen und Erinnern« führt *Christoph Seidler* in das Thema aus ostdeutscher Perspektive ein. Ausgehend von den je unterschiedlichen Mythenbildungen in Ost- und Westdeutschland über die historische Bewertung von Kriegsende und Nachkriegszeit, erörtert er die Frage, wie es zum jetzigen Zeitpunkt möglich wird, differenzierter auf den Krieg und die von ihm hinterlassenen Traumatisierungen blicken zu können. Er plädiert anhand der Diskussion zahlreicher historischer, soziologischer und sozialpsychologischer Zusammenhänge für die Notwendigkeit der Einbeziehung einer psychohistorischen Perspektive in die Psychotherapie. Auf der Grundlage einer statistischen Sichtung des Patientengutes des Ostberliner Psychoanalytischen Instituts kann er Häufigkeiten von direkten und transgenerativ an die dritte Generation weitergegebenen Traumatisierungen darstellen. Anhand von Beispielen aus eigenen analytischen Behandlungen beschreibt er schließlich einige sog. »Spuren«, d.h. Mechanismen dieser transgenerationellen Weitergabe: Tabus, die zu Introjekten werden, die Identifikation mit dem Aggressor, und die pathologische Normalität.

Michael J. Froese plädiert in seinen »Überlegungen zur psychohistorischen Situation Ostdeutschlands« dafür, dass den Ostdeutschen ein eigenes Verhältnis zu ihrer Geschichte zusteht. Die Deutschen sind ein traumatisiertes Volk. Sie sind sowohl Täter als auch Opfer schwerster Gewalterfahrungen. Das in Westdeutschland entstandene Geschichtsverständnis fokussiert darauf, die Vergangenheit vor allem unter Aspekten von Schuld und Scham hinsichtlich der Zeit des Nationalsozialismus zu reflektieren. In Ostdeutschland gibt es über »Drittes Reich« und Zweiten Weltkrieg hinaus eigene zeitgeschichtliche Themen, die ostdeutsche Biografien geprägt haben: die *deutsche Teilung*, *40 Jahre* andauernde *Diktatur*, die *friedliche Revolution* und die *deutsche Wiedervereinigung!*

Fast die Hälfte der Beiträge befassen sich mit dem Thema *Staatssicherheit*. Das entspricht ihrer unmittelbaren und mittelbaren traumatisierenden Bedeutung. Die »Stasi« ist gewissermaßen die Spitze des Eisbergs der kommunistischen Diktatur. Vielleicht tut man dem Kommunismusbegriff damit sogar Unrecht: Es gab in der DDR keinen Kommunismus und es gab keine Diktatur der Arbeiterklasse. Es gab schlicht eine SED-Diktatur mit den vielen Unrechtsfacetten, an deren Spitze die Stasi stand. Diese Art der Geheimpolizei und der Breitenwirkung von Angst hat eine Vorgeschichte, nämlich den Stalinismus und – wenn auch anders begründet – die Zeit des Nationalsozialismus. Aber – einmalig in der Welt – die Staatssicherheitsakten werden geöffnet und das in einer demokratischen-rechtstaatlichen Weise. Die Behörde, die dies verwaltet, hat sehr viel nützliche Wirkungen. Sie hat aber auch Nebenwirkungen: neue Verletzungen und neue Toxizität. Über dieses Thema schreibt *Annette Simon* sehr persönlich.

Aus der Sicht der Opfer berichten Karl-Heinz Bomberg und Lutz Wohlrab. *Karl-Heinz Bomberg* beschreibt die Probleme der analytischen Psychotherapie bei durch Haft traumatisierte Patienten. Mehrere Studien belegen, dass politische Inhaftierungen in der DDR zu ausgeprägten Schäden psychischer und physischer Art geführt haben. Von 1945 bis 1989 waren in der SBZ und der DDR *300.000 Personen* aus politischen Gründen inhaftiert. Bei etwa einem Drittel bildeten sich *Haftfolgeschäden* heraus, darunter neben Depressionen, Angststörungen, psychosomatischen Erkrankungen auch posttraumatische Belastungsstörungen. Dauer und Schwere der Haft stehen im proportionalem Zusammenhang zum Umfang der psychischen Erkrankung. Die Anerkennung der Opfer ist in Theorie und Praxis noch unzureichend. Hier sind weitere politische Entscheidungen notwendig. Mittlerweile haben sich die Behandlungsmöglichkeiten durch Traumaforschung und Traumatherapie verbessert. In einem Fallbeispiel wird dargestellt, dass bei einer kompetenten tragfähigen therapeutischen Beziehung Besserung möglich ist.

Lutz Wohlrab favorisiert das psychoanalytische *Konzept* von der *malignen Internalisierung des Täters im Opfer*, um dessen oft merkwürdig erscheinendes Verhalten zu erklären. An einem Fallbeispiel beschreibt er die transgenerationelle Weitergabe der Traumatisierung eines Vaters, der 1968 inhaftiert wurde, an seinen Sohn, der ihn mit vier Jahren verlor und eine aggressive Gehemmtheit mit Impulsdurchbrüchen entwickelte, die ihn als Erwachsener in analytische Psychotherapie führte. Lutz Wohlrab ist es ein Anliegen, dass die Traumatisierung durch politische Haft in der DDR als solche anerkannt wird. Er tritt für eine »Ehrenpension für politisch Verfolgte« ein, wie sie der Entwurf des 3. SED-Unrechtsbereinigungsgesetzes vorsieht. Das System der psychischen Folter hat bei vielen Betroffenen zu Misstrauen, Verbitterung, Rückzug, Somatisierungen, chronischen Depressionen, Sucht und Suizidalität geführt.

Inge Brüll berichtet über einen IM, sozusagen von innen. Auch hier findet sich eine transgenerative Weitergabe. In diesem Fall diejenige eines KZ-Traumas der Mutter an ihren Sohn, der seine tief sitzenden Spaltungsverhältnisse relativ gut im DDR-System unterbringen konnte. Eine narrative Querverbindung zu dem Roman »Nackt unter Wölfen« von Bruno Apitz macht den Zusammenbruch reifer Abwehrmechanismen in der Literatur sinnlich erfahrbar. Darüber gibt es schließlich ein Verstehen für die Gespaltenheit des Patienten, die ihn zum IM und damit letztlich zu einem Verbrecher werden lässt. In die Diskussion um Jerzy Zweig, das Kind, das im KZ Buchenwald überlebt hat, und Held des bekannten Romans »Nackt unter Wölfen« ist, greift die Autorin nicht ein. Es geht ihr um die von einem Schriftsteller beschriebene Vernichtung von psychischen Strukturen durch das KZ und deren Folgen bis in die dritte Generation.

Astrid Wahlstab geht den Brüchen in den Moralvorstellungen, Utopien, Ideologien, Wunsch- und Tagträumen nach, die in der Folge von Nationalsozialismus, zweitem Weltkrieg, autoritärem DDR-Regime und nicht zuletzt durch die politische Vereinigung der zwei deutschen Staaten auftraten. Sie versucht, den Verlust dieser Fantasie- und Wertvorstellungen, Utopien und Ideale als traumatischem Verlust in ostdeutschen Biografien nachzuvollziehen. Anhand von Biografien öffentlicher und anonymer Personen werden beispielhaft einige Verflechtungen gesellschaftlicher und persönlichkeitsbezogener Traumafolgen beschrieben. Dabei wird von der psychoanalytischen Hypothese ausgegangen, nach der sich psychische Traumatisierungen auch in der Dimension vom Fantasie-Erlebnis-Zusammenhang ereignen können, die vergleichbar mit anderen Traumen zu Hilflosigkeit und Überforderung des ICH führen.

Christa Ecke teilt Erfahrungen aus der Behandlung von Patienten mit, die *sexuelle Gewalt im Rahmen von Beziehungstraumen* erlitten haben. Diese erscheinen unabhängig von west- oder ostdeutscher Sozialisation. Mit ihnen wird das Urvertrauen in die Zuverlässigkeit der sozialen Beziehungen grundlegend erschüttert. Introjektion und Identifizierung mit dem Aggressor gewährleisten die Aufrechterhaltung der Beziehung durch das Kind oder den Jugendlichen. Langfristige kumulative Beziehungstraumen untergraben zudem das Vertrauen in die Zuverlässigkeit der eigenen Kognitionen. Damit steht ein therapeutischer Möglichkeitsraum nicht zur Verfügung und muss durch eine modifizierte analytische Therapie erst geschaffen werden.

Wolfgang Kruska benutzt die Metapher des sich *drehenden Windes*, der vorwärtstreiben oder behindern kann, um *Traumatisierungen des Therapeuten/ Analytikers* im Kontext des sich wandelnden Ostdeutschlands nach der Wende zu beschreiben. Der Therapeut/Analytiker wird als handelnde und betroffene Person zugleich gesehen. Er ist Teil der Gesellschaft, der Geschichte seines Volkes einschließlich ihres sozialmedizinischen Systems und im besonderen des Systems der psychoanalytischen Theorienbildung. Es werden Probleme, aber auch Chancen gezeigt, trotz vielfältiger Abhängigkeiten und der daraus resultierenden Verwundbarkeiten in einer sich wandelnden Gesellschaft, seinen Platz zu finden und zu behaupten. Schließlich geht es beim Analytiker in der Therapie traumatisierter Patienten um die Fähigkeiten des Mit-Leidens, aber auch des Sich-Treu-Bleibens, die immer wieder auf eine harte Probe gestellt werden.

Probleme, die eigene Geschichte zu schreiben

Insgesamt haften den Beiträgen dieses Buches zwei weitere Eigenschaften an, die dem aufmerksamen Leser nicht verborgen bleiben werden. Es geht zum einen um eine *Vorläufigkeit*, die dem noch geringen zeitlichen Abstand zur bedeutsamen historischen Situation geschuldet ist. In nahezu allen Artikeln wirkt der Anteil äußerer Ereignisse, also der historischen, politischen, kulturellen Fakten, den inneren Reaktionen, der eigentlich psychischen Ebene gegenüber, übermächtig. Die Geschichte ist noch sehr lebendig und das behindert die Öffnung des analytischen Raumes. Das zeigt sich beispielsweise dann, wenn die Genauigkeit der dargestellten psychischen Traumareaktionen mit ihrer zeitlichen Distanz zunimmt. Anders ausgedrückt: der Leser findet zu den kriegsbedingten seelischen Verletzungen deutlich ausführlicheres und genaueres Material als über die Beeinträchtigungen, die zwischen der Nachkriegszeit und in den 90er Jahren entstanden sind. Zum anderen stammen alle Beiträge – außer dem Artikel von Mario Erdheim – von ostdeutschen Psychotherapeuten, denen man *Befangenheit* vorwerfen kann. Wir haben schließlich alle in der ehemaligen DDR gelebt und sind mitbeteiligt, von den alten Verhältnissen gleichsam *imprägniert*. In welchem Maße sich diese Mitbeteiligung reflektieren und darstellen lässt oder inwieweit sie noch abgewehrt wird, werden unsere Texte zeigen.

Erst seit etwa 15 Jahren ist mit der deutschen Vereinigung der Kalte Krieg beendet und mit ihm der Zweite Weltkrieg. Erst jetzt gibt es in Deutschland eine systematische Forschung zu Folgen der *Kriegskindheit* mit den Gruppen um *Hartmut Radebold*, *Michael Ermann* oder den Projekten zur transgenerationellen Weitergabe konkreter Kriegsereignisse, wie des *Hamburger Feuersturms.* Derartige Forschungen fehlen für Ostdeutschland bisher.

Seit der Gründung des Ostberliner Psychoanalytischen Instituts im Jahr 1990 machen wir daher in Abständen von mehreren Jahren die Ergebnisse unserer eigenen Erfahrungen, Diskussionen und Reflexionen auf sog. *Arbeitstagungen* öffentlich. Dabei geht es schließlich um Erfahrungen aus zwei totalitären Systemen. Gemeinsam mit Kollegen, psychoanalytischen Weiterbildungskandidaten und fachlich Interessierten diskutieren wir die Produkte dieser Überlegungen und veröffentlichen unsere Arbeiten (2001, 2002, 2004). Das vorliegende Buch ist aus Beiträgen zum letzten dieser Symposien im Jahre 2005 hervorgegangen. Wir laden Kollegen ein, die an diesen

Themen interessiert sind, an unseren Symposien teilzunehmen oder auf direktem Wege den Austausch mit uns zu suchen (www.apb.de). Denn das Bemühen um ein Verständnis der psychischen Phänomene des Übergangs von der autoritär/totalitären in die moderne oder gar postmoderne Gesellschaft wird uns noch länger beschäftigen. Hierzu bietet die deutsch-deutsche Geschichte ein naheliegendes und berührendes Beispiel.

Danken möchten wir vor allem unseren Autorinnen und Autoren. Aber auch unseren Patientinnen und Patienten, unseren Weiterbildungskandidaten und Kollegen fühlen wir uns verpflichtet. Ohne sie und ihre Offenheit. Besonderer Dank gilt Herrn Hans-Jürgen Wirth vom Psychosozial-Verlag und seinem Team.

Berlin und Potsdam, im Mai 2006
Christoph Seidler und Michael J. Froese

Die Produktion von Unbewusstheit in der Erinnerungskultur

Mario Erdheim

Aus der Geschichte lernen?

Der Mensch hat sich schon immer mit der Geschichte beschäftigt, also mit dem Umstand, dass es nie so bleibt, wie es ist, kurz: dass sich die Lebensverhältnisse ändern. Oft waren diese Veränderungen katastrophisch und gewalttätig, eigentlich waren sie dies allzu oft, und das heißt, dass der Mensch offensichtlich Mühe hat, aus der Geschichte zu lernen, vor allem zu lernen, dass Herrschaft und Gewalt nicht dazu taugen, Probleme langfristig zu lösen. Das Jahrhundert, das hinter uns liegt, ist nicht zu Unrecht das »Jahrhundert der Katastrophen« genannt worden – es ist zu einem schrecklichen Zeugnis für die Unbelehrbarkeit des Menschen geworden.

Einer der Gründe für diese Unbelehrbarkeit sind die Schwierigkeiten des Menschen mit seiner Erinnerung – er scheint laufend zu vergessen, was er erlebt und getan hat. Aber wie kann man soziale Katastrophen »vergessen«? Einen Ansatz, diese Unbelehrbarkeit zu verstehen, bietet der Titel dieses Vortrages: Es ist die Produktion von Unbewusstheit in der Erinnerungskultur, die die Lernfähigkeit des Menschen in Bezug auf die Geschichte lädiert. Erinnerung wird zu einer Art Gegenbesetzung, die im Dienst der Verdrängung dessen steht, was wesentlich wäre, um sich in der Gegenwart orientieren zu können. Diesen abstrakten Gedankengang möchte ich an einem historischen und exotischen Beispiel illustrieren, und ich treffe eine solche Wahl, weil man sich am Fremden oft leicht etwas zu vergegenwärtigen erlaubt, während es im Eigenen mühsam und schmerzhaft errungen werden müsste.

Es geht um den Untergang des aztekischen Reiches, das einst so mächtig und glanzvoll erschien, dass kaum jemand sich hätte vorstellen können, dass es dem Angriff von wenig mehr als siebenhundert Spaniern erliegen würde (Erdheim 1982). Es ging damals nicht nur ein politisches Gebilde unter, sondern eine ganze Lebensweise, eine Kultur. Aber was heißt das: eine Kultur geht unter? Wenn die Menschen, die diese Kultur lebten, nicht durch eine Katastrophe vernichtet werden, heißt das in der Regel, dass ein hoch komplexer Transformationsprozess in Gang kommt, in dem manche Kulturzüge verschwinden, andere – oft in einer Art Verkleidung – fortbestehen und dass schließlich auch Neuschöpfungen entstehen.

Das aztekische Reich beherrschte um 1500 Mittelamerika. Es zeichnete sich aus durch große Städte, hohe Bevölkerungsdichte und eine Weltanschauung, die den Azteken ihre Geschichte folgendermaßen erklärte: Aus einem Volk von Fischern und Jägern stiegen die Azteken im Verlauf von 200 Jahren zum mächtigsten Volk Mittelamerikas auf. Sie behaupteten, ihr Gott, Huitzilopochtli, habe ihnen diese Macht verliehen, und sie dankten es ihm mit unzähligen Menschenopfern. Krieger und Priester inszenierten in der Hauptstadt und in den anderen großen Städten gewaltige religiöse Feste. Die aztekische Ökonomie beruhte vorwiegend auf den Tributleistungen der unterworfenen Völker. 1517 landete Cortez mit ungefähr 700 spanischen Soldaten an der Küste des aztekischen Reiches. Und bereits 1521 eroberten und zerstörten sie die aztekische Hauptstadt Tenochtitlan.

Der Zusammenbruch des aztekischen Reiches führte nicht nur zur Außerkraftsetzung bestimmter Vorstellungsinhalte (also der Religion mit ihren Menschenopfern), sondern auch:

- zur Abschaffung der den Alltag strukturierenden religiösen Feste. Dabei verschwanden ganze Handwerkszweige, die die für die Rituale nötigen Utensilien, Schmucksachen und nicht zuletzt Esswaren produzierten;
- zur Zerstörung der Architektur und Siedlungsform. Dadurch kam es zur Desorientierung in den symbolischen Räumen. Die katholischen Kirchen zum Beispiel wurden zwar auf oder in der Nähe der zerstörten Tempel und Pyramiden aufgebaut, aber nach Jerusalem ausgerichtet. Wer heute in Mexiko herumreist, wird sofort an die spanischen Städte und Dörfer erinnert. Die Zerstörung der Bausubstanz steht im Dienste der gesellschaftlichen Produktion von Unbewusstheit und die neu aufgerichteten Gebäude sind die materialisierte Gegenbesetzung, die die Verdrängung perpetuiert; und schließlich
- zur Auflösung der bisherigen Priesterklasse und aller Einrichtungen, durch welche diese auf die Bevölkerung Einfluss genommen hatte, insbesondere Schulen und Akademien.

Anschließend an die Zerstörung der Hauptstadt kam es in Mexiko zu einer demographischen Katastrophe. Die Bevölkerung wurde durch neue Krankheiten (wie Pocken, Tuberkulose und Grippeepidemien) dezimiert; der Sinnzusammenbruch scheint die physische Abwehr so geschwächt zu haben, dass die Bevölkerung diesen Krankheiten schutzlos ausgeliefert war. Weil die aztekische Kultur eine Kriegerkultur war und dementsprechend auf Gewalt beruhte, ahnten die Azteken, dass sie untergehen könnte. Aber sie konnten sich nur von Göttern ausgelöste Naturkatastrophen und Weltuntergänge vorstellen. Dass diese Gefahr mit ihrer Politik und mit ihrer Art, mit den eroberten Völkern umzugehen, zu tun haben könnte, war keine unter Priestern und Kriegern herrschende Lehrmeinung. Die Gründe für den Zusammenbruch ihrer Kultur blieben ihnen verborgen, und dieser Umstand trug sicherlich dazu bei, den Lebenswillen der Bevölkerung zu schwächen.

Es gab aber auch Kontinuitäten, die die alten mit den neuen Verhältnissen verbanden.

- Die geschlagene Krieger- und Adelsschicht reorganisierte sich relativ schnell und übernahm neue Funktionen, vor allem die Vermittlung zwischen den neuen Herrschern, den Spaniern, und den Eingeborenen. »Erinnern« war nicht ihre Sache, sowohl aus Angst vor den Spaniern, als auch vor ihren Untertanen.
- Es kam zu einer Vermischung des Christentums mit Versatzstücken der vorspanischen Religiosität (zum Beispiel im Marien- und Totenkult). Aber die alten Götter verloren ihren Namen, versteckten sich hinter den neuen Heiligen und waren so nicht mehr hilfreich bei der Herstellung einer Identität, die das Alte mit dem Neuen verknüpft hätte. Auch in diesem Bereich war »Erinnerung« nichts Erwünschtes.

Es kommt also zu weltanschaulichen Transformationen, und es entsteht eine neue kulturelle Struktur: der Kolonialismus. Im Lauf von 300 Jahren kommt es auch zu einer demographischen Erholung, aber die neu entstandene Kolonialkultur dient fortan vor allem dazu, die Unterdrückung und Abhängigkeit zuerst von den europäischen und später von den amerikanischen Zentren fortzusetzen.

Fragt man sich, wie der Untergang der aztekischen Kultur im heutigen Mexiko erinnert wird, so fällt ein merkwürdiger Riss in der Erinnerungskultur auf: Im öffentlichen Bewusstsein spielt die Pracht der indianischen Kultur eine wichtige Rolle. Großartige Museen sammeln die Zeugnisse der vorspanischen Vergangenheit, und am liebsten möchte man die Pyramiden und Tempel von Tenochtitlan in Mexico City wieder aufbauen und dafür die Zeugnisse der kolonialen Zeit niederreißen. Vergessen wird, was sich einst in diesen Heiligtümern abgespielt hat: die blutrünstigen Rituale und Menschenopfer der Azteken. Woran man sich auch gern erinnert, ist der mexikanische Befreiungskampf anfangs des 19. Jahrhunderts gegen das spanische Mutterland; dabei erscheinen die Spanier als die Bösen und die Mexikaner als die armen unterworfenen Opfer. Vergessen wird hier die Kolonialzeit zwischen 1517 und der Aufrichtung der Unabhängigkeit. Aber »vergessen« ist nicht das treffende Wort, denn in gespenstischer Art und Weise wird die Kolonialzeit weiterhin gelebt. Im Alltag sehen sich heute die Nachkommen der Azteken und all der Völker, die einst von ihnen unterdrückt worden waren, der gleichen Verachtung und Entwertung ausgesetzt wie während der Kolonialzeit. Die Mischung aus Christentum und altem Glauben bestimmt weiterhin den Alltag und rechtfertigt die sozialen Ungerechtigkeiten ebenso wie die allgegenwärtige Korruption.

Es scheint also so zu sein, dass das, was man »vergisst« bzw. was nicht Platz im Bereich des Bewusstseins erhält, gelebt werden muss. Wesentliches kann also gar nicht zum Verschwinden gebracht werden. Was nicht erinnert wird, muss gelebt werden, und man merkt dabei gar nicht, dass man etwas lebt, was schon längst vergangen ist.

»Erinnerungskultur« ist ein vieldeutiger Ausdruck. Es kommt darauf an, woran man sich erinnert und was man vergisst. Manchmal erinnert man Ereignisse, um andere besser vergessen zu können. Eine Erinnerungskultur ist gegen die Produktion von Unbewusstheit nicht gefeit.

Erinnerung und Kultur

Der Zusammenhang zwischen Kultur und Erinnerung scheint bekannt und einfach zu sein: Kultur ist das, was im Menschen nicht biologisch verankert ist, sondern tradiert wird und in Erinnerung gerufen werden kann. Eine Kultur verlöscht dann, wenn sich niemand mehr an sie erinnert. Aus diesem Grund wurden auch immer wieder erbitterte Kämpfe um die Erinnerung geführt. So waren zum Beispiel die ethnischen Kämpfe um Sprache, Sitten und Gebräuche immer auch Kämpfe um das, was aus der Vergangenheit in Erinnerung bleiben sollte, um in der Gegenwart Identität zu stiften.

Wenn wir jedoch über den Zusammenhang zwischen Kultur und Erinnerung zum Beispiel in Bezug auf den Nationalsozialismus nachdenken, müssen wir uns auf komplexere Modelle beziehen. Denn kann man beim Nationalsozialismus tatsächlich sagen, dass eine Kultur erlischt, wenn man sich nicht mehr an sie erinnert? Dann wäre es bestimmt das Beste, den Faschismus zu vergessen und ihn damit zum Verschwinden zu bringen. Weshalb würden dann aber gerade die Faschisten selbst dafür plädieren, die Sache doch endlich auf sich beruhen zu lassen, die Vergangenheit zu vergessen oder zumindest nicht immer wieder über sie zu sprechen, während die (potentiellen) Opfer, die doch jedes Interesse haben müssten, den Faschismus zum Verschwinden zu bringen, auf dem Erinnern beharren? Offenbar sind die Beziehungen zwischen Kultur und Erinnerung doch komplizierter als angenommen: Kulturelle Züge können nämlich auch verschwinden, wenn man sich an sie erinnert, und fortbestehen, wenn wir sie der Vergessenheit anheimfallen lassen.

Freud hat diese Probleme in ein neues Licht getaucht, denn er erkannte, dass das, was wir vergessen, nicht verschwindet, sondern ins Unbewusste eingeht und von dort aus unser Handeln jenseits unseres bewussten Willens beeinflusst. Eine historische Phase zu vergessen und unbewusst zu machen, hieße infolgedessen, sie im Unbewussten zu konservieren und so auch weiterhin unser Handeln bestimmen zu lassen. Der Zusammenhang zwischen Kultur und Erinnerung erhält somit eine neue Bedeutung: das Erinnern wird zu einer Voraussetzung, um den Zwängen der Geschichte ein Ende zu bereiten.

Wir können hier an einer Bemerkung von Marx anknüpfen, der in seiner Einführung zu »Der achtzehnte Brumaire des Louis Bonaparte« schrieb:

> »Die Menschen machen ihre eigene Geschichte, aber sie machen sie nicht aus freien Stücken, nicht unter selbstgewählten, sondern unter unmittelbar vorgefundenen, gegebenen und überlieferten Umständen. Die Tradition aller toten Geschlechter lastet wie ein Alp auf dem Gehirne der Lebenden. Und wenn sie eben damit beschäftigt scheinen, sich und die Dinge umzuwälzen, noch nie Dagewesenes zu schaffen, gerade in solchen Epochen revolutionärer Krise beschwören sie ängstlich die Geister der Vergangenheit zu ihrem Dienste herauf, entlehnen ihnen Namen, Schlachtparole, Kostüm, um in dieser altehrwürdigen Verkleidung und mit dieser erborgten Sprache die neue Weltgeschichtsszene aufzuführen« (1852, S. 15).

Marx zufolge versucht der Mensch sich aufs Alte zurückzubeziehen, weil er die Ungewissheit des Neuen fürchtet und die neuen Verhältnisse, wie eine neu erlernte Sprache, in die alten zurückübersetzt. Und Marxens Bemerkung, dass die Tradition aller toten Geschlechter wie ein Alp auf dem Gehirne der Lebenden laste, erhält eigentlich erst dank Freuds Theorie ihren vollen Sinn. Wie unter Zwang muss der Mensch laut Freud das wiederholen, was ihm seine Vorfahren unverarbeitet und unbewältigt weitergegeben haben. Dieser Wiederholungszwang setzt sich mittels der Unbewusstheit durch, in der das geschichtliche Handeln stattfindet. Eine Gesellschaft, die sich eine offene und freie Zukunft wünscht, muss daher über eine Kultur verfügen, die nicht auf das Verdrängen und Vergessen der Vergangenheit ausgerichtet ist. Wenn wir diesen Gedanken weiterverfolgen, so müssen wir grundsätzlich unterscheiden zwischen Kulturformen, die auf das Erinnern zielen, und Kulturformen des Vergessens, die das Verdrängen und Isolieren bevorzugen.

Kulturen der Erinnerung und Kulturen des Vergessens

Was ich damit meine, lässt sich am Phänomen der Denkmäler verdeutlichen: Ein Denkmal ist offensichtlich ein kulturelles Produkt, das bewusst auf das Erinnern ausgerichtet ist. Der österreichische Schriftsteller Robert Musil hielt zwar nicht sehr viel von der Psychoanalyse, hatte aber ein gutes Gespür für das Unbewusste. So erkannte er, dass die Denkmäler zwar bewusst an etwas erinnern wollen, dass sie aber unbewusst das zu Erinnernde der Vergessenheit preisgeben sollen.

> »Das auffallendste an Denkmälern ist nämlich, dass man sie nicht bemerkt. [...] Sie wurden doch zweifellos aufgestellt, um gesehen zu werden [...] aber gleichzeitig sind sie durch irgend etwas gegen Aufmerksamkeit imprägniert. [...] der Beruf der meisten Denkmale ist es wohl, ein Gedenken erst zu erzeugen [...] und diesen ihren Hauptberuf verfehlen Denkmäler immer. Sie verscheuchen geradezu das, was sie anziehen sollten. Man kann nicht sagen, wir bemerkten sie nicht; man müsste sagen, sie entmerken uns, sie entziehen sich unseren Sinnen«, schrieb er und fragte sich, »weshalb dann, wenn die Dinge so liegen, gerade großen Männern Denkmale gesetzt werden. Es scheint eine ganz ausgesuchte Bosheit zu sein. Da man ihnen im Leben nicht mehr schaden kann, stürzt man

> sie gleichsam, mit einem Gedenkstein um den Hals, ins Meer des Vergessens« (1936, S. 480–483).

Musil beschrieb hier also ironisch die Grundzüge einer Kultur des Vergessens, die sich als Kultur des Gedenkens tarnt. Ernsthafter könnte man sich diesem Problem annähern, indem man Kriegsdenkmäler untersuchte. Diese sollen zwar an die Toten der Kriege erinnern, bringen aber oft im gleichen Zug das Leiden und die Sinnlosigkeit ihres Sterbens zum Verschwinden. So bringt zum Beispiel Alfred Hridlickas Ergänzung zum alten Hamburger Kriegsdenkmal eben das zum Ausdruck, was das ursprünglich gesetzte Denkmal verdrängen sollte. Das rostende Eisen, die verbrannten Leichen und die herausragenden Körperteile mahnen daran, dass es im Krieg letztlich nicht um Heldentaten geht, sondern um das Sterben. Die beiden Denkmäler können veranschaulichen, was eine Kultur des Vergessens ist, und was eine Kultur des Erinnerns wäre. Es scheint mir auch kein Zufall zu sein, dass Hridlickas Denkmal noch unvollendet ist: Das Erinnern macht uns Mühe, und Freud wählte wohl auch deshalb den Begriff der *Erinnerungsarbeit.*

Erinnerungsarbeit und Herrschaft

Was unter Erinnerungsarbeit verstanden werden soll, kann entweder aus der Sicht der Herrschenden oder aus der Sicht der Beherrschten beschrieben werden. Die Herrschaft bedarf, um sich zu legitimieren und an der Macht zu erhalten, anderer Erinnerungen und Erinnerungsarbeiten als die Untertanen, die sich befreien wollen. Was Musil anhand der Denkmäler beschrieben hat, dass sie gedenkend Vergessenheit produzieren, hat mit der in den Dienst der Herrschaft gestellten Erinnerungsarbeit zu tun.

Nietzsche, der selbst von Macht und Herrschaft sehr fasziniert war, ging davon aus, dass der Mensch eine ursprüngliche Tendenz zum Vergessen habe. Eine Grundfrage der Kultur habe deshalb gelautet: »Wie macht man dem Menschen-Tiere ein Gedächtnis« (1887, S. 289) Nietzsche beantwortete diese Frage folgendermaßen:

> »Vielleicht ist sogar nichts furchtbarer und unheimlicher an der Vorgeschichte des Menschen, als seine Mnemotechnik. ›Man brennt etwas ein, damit es im

> Gedächtnis bleibt: nur was nicht aufhört, weh zu tun, bleibt im Gedächtnis‹ – das ist ein Hauptsatz aus der allerältesten Psychologie auf Erden. Es ging niemals ohne Blut, Martern, Opfer ab, wenn der Mensch es nötig hielt, sich ein Gedächtnis zu machen; die schauerlichsten Opfer und Pfänder (wohin die Erstlingsopfer gehören), die widerlichsten Verstümmelungen (zum Beispiel die Kastration), die grausamsten Ritualformen aller religiösen Kulte (und alle Religionen sind auf dem untersten Grunde Systeme von Grausamkeiten) – alles das hat in jenem Instinkte seinen Ursprung, welcher im Schmerz das mächtigste Hilfsmittel der Mnemotechnik erriet. Je schlechter die Menschheit ›bei Gedächtnis‹ war, umso furchtbarer ist immer der Aspekt ihrer Bräuche; die Härte der Strafgesetze gibt insbesondere einen Maßstab dafür ab, wie viel Mühe sie hatte, gegen die Vergesslichkeit zum Siege zu kommen und ein paar primitive Erfordernisse des Zusammenlebens diesen Augenblickssklaven des Affektes und der Begierde gegenwärtig zu erhalten« (a.a.O., S. 289–290).

Vom Standpunkt der Herrschaft aus betrachtet, besteht Erinnerungsarbeit also aus einer Art Folter: Nur was Schmerzen bereitet, bleibt im Gedächtnis haften. Nietzsche deutete die Gewalt der Institutionen, die »Bräuche«, als ein Mittel zur Herstellung von Erinnerung und Bewusstsein. Die Religion mit ihren Opferritualen und Denkmälern und das Recht mit seinen Gesetzen und Strafen sollten den Menschen ein Gedächtnis machen. Woran aber sollten sie erinnert werden? Was man ihnen gewaltsam ins Gedächtnis einbrennen musste, war vor allem, dass sie eigentlich nichts seien und deshalb ohne Widerrede gehorchen sollten. Kulturen, die auf diese Weise entstehen, sind menschenverachtend, und wir verstehen nun auch besser, weshalb ihre Denkmäler immer auch ein Vergessen beinhalten. In seinem berühmten Gedicht »Fragen eines lesenden Arbeiters« zeigt Brecht sehr klar, was es ist, was diese Kulturdenkmäler vergessen machen sollten: die Menschen, die sie gebaut haben:

> »In den Büchern stehen die Namen von Königen. Haben die Könige die Felsbrocken herbeigeschleppt? Und das mehrmals zerstörte Babylon – Wer baute es so viele Male auf? In welchen Häusern des goldstrahlenden Lima wohnten die Bauleute? [...] Das große Rom ist voll von Triumphbögen. Über wen triumphierten die Cäsaren?«

Kulturen des Vergessens haben auch eine eigenartige Vorstellung von dem, was Bewusstsein und Denken seien, und begegnen den Intellektuellen infolgedessen nur mit größten Vorbehalten. Bewusstsein und Intellektualität werden in der Regel mit Aggressivität, Querulantentum und zersetzender Kritik gleichgesetzt, wohingegen Unbewusstheit als eine Art Bequemlichkeit und harmlose Freundlichkeit erscheint.

»Glücklich ist, wer vergisst, was nicht zu ändern ist«, lautete eine weitverbreitete Redensart in Wien. Die Beliebtheit dieser Einstellung macht Freuds Leistung in dieser Stadt umso größer. Freud ging nämlich nicht von der Voraussetzung aus, dass der Mensch das vergessliche Tier sei. Er betrachtete den Menschen als erinnerndes Wesen, das nur mit großem Aufwand zum Vergessen gebracht werden kann. Er betonte dabei die aktive Qualität des Vergessens: Das Vergessen ist nicht ein allmähliches Verlöschen; es muss vielmehr etwas beiseite geschoben bzw. verdrängt werden, und damit es verdrängt bleibt, muss eine Gegenbesetzung aufgerichtet werden. Das Vergessen versteht sich also nicht von selbst, sondern erweist sich als ein mühsamer, energieraubender Prozess. Aus dieser Sicht macht das Vergessen auch nicht glücklich, sondern kränklich.

In »Erinnern, Wiederholen und Durcharbeiten« beschrieb Freud eine zusätzliche, oft übersehene Art, Erinnerungen zu neutralisieren: »Man hat es zwar immer schon gewusst – heißt es dann, wenn man auf Vergangenes angesprochen wird – aber man habe nicht daran gedacht« (1914, S. 127–128). Wissen und Denken sind also zweierlei: man kann durchaus etwas wissen, ohne es denkend verarbeiten zu müssen. Freud bezeichnete diese Umgangsweise mit Erfahrungen als Absperrung. Indem man das Gewusste nicht denkt, sperrt man es vom Fluss des Lebens ab. Wer auf das Denken verzichtet, kann sich also auch das Vergessen ersparen und trifft damit sozusagen zwei Fliegen auf einen Schlag: einerseits vermeidet er die Mühsal des Denkens und andererseits den psychischen Aufwand des Verdrängens und Vergessens.

Die Absperrung hat jedoch ihren sozialen Ort: nur wer auf der Seite der Herrschaft steht und zu den Tätern gehört, kann sich nämlich diese Abwehr gegen das Erinnern leisten. Das Opfer hingegen drängt es immer wieder dazu, die traumatische Situation zu reproduzieren und das Denken quälend um seine Niederlage kreisen zu lassen. Es wird sich immer wieder fragen: Wie war es möglich? Hätte ich mich anders verhalten sollen? Wäre jenes passiert – hätte ich jenes Zeichen beachtet und nicht übersehen, so wäre es womöglich anders gekommen.

Dem Opfer können also nur die Mechanismen der Abspaltung, Verschiebung, Verleugnung und Verdrängung helfen, die traumatische Erfahrung zu neutralisieren, um sie vor dem Denken zu schützen. Anders verhält es sich hingegen mit dem Täter: Wo die Tat die Identität des Täters weder in Frage stellt noch bedroht, kann das Denken leicht von der Erinnerung an die Tat ferngehalten werden. Das Denken muss nämlich nur in dem Maße in den Umkreis der Erinnerung zugelassen werden, als die Tat verheimlicht werden soll.

Doch nun zurück zu den kulturellen Mustern des Vergessens und zur Aufgabe der Erinnerungsarbeit: Wenn laut Freud das Erinnern sich von selbst versteht – welchen Sinn sollte dann die Erinnerungsarbeit haben? Die Erinnerungsarbeit richtet sich einerseits gegen den von der herrschenden Kultur ausgehenden Verdrängungsdruck und andererseits gegen die Absperrungen, die Wissen und Denken voneinander isolieren. Wenn wir Erinnerungsarbeit leisten wollen, müssen wir zunächst in den Institutionen, in denen wir tätig sind, die Identifikation mit dem Stärkeren und Mächtigeren, mit dem Aggressor, verweigern. Diese Verweigerung ist die Voraussetzung für die Entstehung eines Raums, in dem sich eine andere Art von Kultur als die des Vergessens und Verdrängens entfalten kann.

Grundsätzlich macht jede hierarchisch gegliederte Institution Angebote zur Identifikation mit dem Mächtigeren: Vom Soldaten heißt es, er trage den Marschallstab im Tornister, und der Student, der im Seminar einen Vortrag halten soll, identifiziert sich in der Regel mit dem Professor, und zwar nicht nur mit dessen intellektuellen Leistungen sondern vor allem mit dessen sozialer Position und dem dazu gehörenden Habitus. Diese Identifikationen hat Freud in »Massenpsychologie und Ich-Analyse« beschrieben.

Erinnerung und sozialer Tod

Gegen den Identifikationsdruck in den Institutionen aufzukommen, ist keine leichte Aufgabe. Man macht dabei die unangenehme Erfahrung, dass der Sinn zu schwinden beginnt und alles trüb und leer aussieht. Maya Nadig hat für diese Art Sinnverlust den Ausdruck des »sozialen Sterbens« geprägt. Die in uns allen wirksamen Größen- und Allmachtsfantasien treiben uns zu einer Identifikation mit dem Mächtigen: Sobald unsere narzisstischen Anteile nun nicht mehr an solche Identifikationen gebunden sind, fallen sie auf uns selbst zurück, und wir müssen sehen, was wir damit anfangen. Erinnern wir uns aber daran, dass auch Freud eine Art sozialen Tod auf sich genommen hat, als er seine akademischen Identifikationen nicht mehr aufrechterhalten konnte und als junger Arzt Misserfolg um Misserfolg erleben musste. Und letztlich war es die erzwungene Aufgabe von Rollen voller Prestige, die ihn befähigte, die Erinnerungsarbeit zu leisten, die er Psychoanalyse nennen sollte.

Ich hatte vorhin Nietzsches Ansichten zitiert, wonach dem Menschen, diesem vergesslichen Tier, durch Schmerzen ein Gedächtnis gemacht werden sollte. Aber der Schmerz behindert eigentlich das Erinnern, also das Hinstellen in die Vergangenheit; der Schmerz macht vielmehr etwas gegenwärtig. Was weh tut, spielt sich immer in der Gegenwart ab. Erinnerung ist mit Trauerarbeit verbunden, indem die Trauer die schmerzliche Erfahrung verzeitlicht und ihr so einen Platz in der Vergangenheit zuweist. Für Freud ist der Mensch das sich erinnernde Tier, und dementsprechend ist für die Psychoanalyse nicht das Erinnern zu erklären, sondern das Vergessen. Bezieht man sich auf das Instanzenmodell, so kann man sagen, dass das Ich die erinnernde Instanz ist. Erinnerung ist also eine Ich-Funktion. Freud wusste aber auch um die Schwäche des Ichs, und es ist ja richtig, wenn es in der Einladung zur heutigen Tagung heißt: »Auf das autobiografische Gedächtnis ist weniger Verlass. Es schreibt Vergangenheiten immer so um, dass sie zum Aktualzustand des Ichs passen«.

Wenn das Ich ein solcher Opportunist ist, dann kann man es vielleicht auch überlisten, und zwar indem man seinen Aktualzustand so gestaltet, dass das Ich die Wahrheiten, die es betreffen, bewusst halten kann. Was wäre das für ein Zustand? Der französische Soziologe Maurice Halbwachs verwies auf die gesellschaftlichen Voraussetzungen des Gedächtnisses. Erinnern ist demnach nicht so sehr ein individueller als ein sozialer Akt. Meine Erinnerungen haben mit den sozialen Beziehungen, in denen ich lebe, zu tun. Wer seine sozialen Beziehungen verliert, verliert auch seine Erinnerungen – und umgekehrt. Auch wenn ich allein in einem Gefängnis eingesperrt wäre, bestimmen die sozialen Beziehungen, die mir wichtig sind, die Tiefe und Schärfe meiner Erinnerungen. Man kann sagen, dass das Erinnern ein politisches Handeln voraussetzt: Wollen wir uns die Erinnerung an das, was uns relevant war, nicht nehmen lassen, so müssen wir gesellschaftliche Bedingungen herstellen, in denen das möglich ist. Und dabei ist nicht zu vergessen, dass

Macht und Herrschaft die kulturellen Kräfte sind, die dem Ich beim Erinnern die größten Schwierigkeiten bereiten. Dass das Ich nicht Herr im eigenen Haus sei, wird als eine von Freuds zentralen Entdeckungen betrachtet, die den bürgerlichen Individualismus in Frage stellte. Und das ist sicherlich richtig. Zu wenig wird aber bedacht, dass das Problem des Ichs auch darin besteht, dass es ein Herr sein möchte. Es wäre auch nicht unbedingt ein Fortschritt, würde man den Satz umformulieren und sagen, dass das Ich nicht die Dame des Hauses sei. Worum es geht, ist vielmehr der Machtanspruch des Ichs. Es ist dieser Machtanspruch, der vergesslich macht. Die Illusion eines autonomen Ichs ist nur möglich, wenn es all die Abhängigkeiten verleugnet und vergisst, in denen es steht. Arbeitet dieses Ich an einer Erinnerungskultur, die im Dienst von Machtansprüchen steht, so kann man gewiss sein, dass die Produktion von Unbewusstheit bald in vollen Gang kommen wird.

Literatur

Erdheim, M. (1982): Die gesellschaftliche Produktion von Unbewusstheit. Frankfurt a. M.

Freud, S. (1914): Erinnern, Wiederholen und Durcharbeiten. In: G.W. Bd. X. S. 127f. London 1945.

Marx, K, (1852): Der achtzehnte Brumaire des Louis Bonaparte. Berlin 1965.

Musil, R. (1936): Denkmale. In: Nachlass zu Lebzeiten. Prosa, Dramen, späte Briefe. S. 480–483. Hamburg 1957.

Nietzsche, F. (1887): Zur Genealogie der Moral. In: Kröners Taschenausgabe, Bd. 86, Stuttgart 1959.

Trauma, Schweigen und Erinnern

Christoph Seidler

Zur Einstimmung

Gerhard Richter (1965): »Onkel Rudi«. Öl auf Leinwand – nach einem Foto

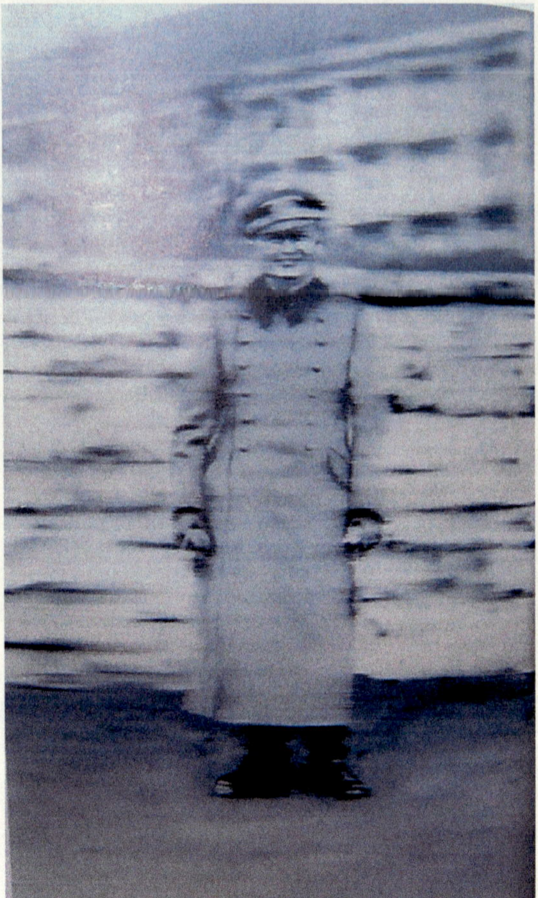

Gerhard Richter wurde 1932 in Dresden geboren. Er hat seine Kindheit und Jugend im zerstörten Dresden verbracht, dort auch Kunst studiert. Dann übersiedelte er ins zerstörte Köln und studierte noch einmal Kunst. Seinen Augen traute er nie mehr ganz. Auch dieses Bild erhält durch das Aufgreifen eines Fotos einen doppelten Realitätseffekt: So ist das Lächeln von Onkel Rudi zugleich wahr und nicht wahr. Die Erinnerung verschwimmt, wenn man ihn ansieht. Man freut sich fast, und es läuft einem eiskalt über den Rücken. Onkel Rudis Uniform ist die Uniform der Wehrmacht, aber auch die Uniform der NVA. Es ist überhaupt die Uniform vom lächelnden Offizier.

Und – quälende Einsicht: Onkel Rudi ist unser Onkel. Mit den Naziverbrechern verbindet uns nicht nur die gemeinsame Sprache, sondern auch unsere Herkunft, und dieser Konflikt wird thematisiert:

> »Einerseits ist der Onkel in Uniform über eine Photografie präsent, wie sie in vielen Familienalben zu finden ist, andererseits ist diese so verwackelt, wie nur ein schielender Blick ihn sehen kann. Erinnern und Vergessen, Soldat der Wehrmacht und liebender Onkel, gehen untrennbar ineinander über und verhindern jede Eindeutigkeit« (Flacke 2005, S. 164).

Diese Verwicklung ist auch eine Ursache dafür, dass erst heute eine Analyse dieser Ereignisse etwas möglicher wird.

Der Beitrag befasst sich mit vier Themenkomplexen:

1. Sprachlosigkeit über Kriegsfolgen bei den Deutschen
2. Kinder der Kriegskinder als Patienten
3. Einflüsse dieser Erfahrungen auf uns Psychoanalytiker und auf die Psychoanalyse
4. Kränkungen bei der Geschichtsschreibung Ost

Beschädigungen durch stalinistische Repressionen, Mauerbau, DDR – Unrecht und insbesondere Stasibespitzelung werden von anderen Autoren in diesem Band untersucht.

Sprachlosigkeit über Kriegsfolgen bei den Deutschen

Sechzig Jahre nach dem II. Weltkrieg

Zunächst möchte ich die Sprachlosigkeit besprechen, die sich jahrzehntelang über die Kriegsereignisse gezogen hat, die Deutschen widerfahren sind: Das Verschweigen, die Mythenbildungen und Tabus, Spaltungen der Geschichtsschreibung, deren Notwendigkeit, deren Wirkungen und Nebenwirkungen, die Kluft zwischen kollektivem und individuellem traumatischen Gedächtnis. Es geht aber auch um die Frage: Wieso taucht die Geschichte jetzt so machtvoll auf?

Von Paul Ricoeur stammt folgende Vorstellung: Solange die Erinnerung, also die Geschichte, nicht gerecht ist, bleiben Gespenster übrig, sowie Tote, die nicht beerdigt wurden. Insofern ist unser Beitrag, der sich auf die Traumatisierungen in Ost-Deutschland bezieht, der Versuch, einige Tote zu beerdigen. Zur Gerechtigkeit der Geschichte werden wir dadurch vielleicht in kleinsten Teilen beitragen. Es ist allerdings auch unsere Aufgabe, Unbehagen in der Kultur der Geschichtsschreibung zu äußern.

60 Jahre ohne Krieg – das gab es in Deutschland noch nie! Wir haben erstmalig die Möglichkeit, Kriegskindheiten auf ihre Spätfolgen zu untersuchen, sowohl in der betroffenen Generation, als auch bei deren Kindern und Kindeskindern. Erst nach so vielen Jahren ohne Krieg gibt es Erkenntnisse, wie Kriege auch Seelen verwüsten und zwar über Generationen hinweg. Das können wir nachweisen, und diesen Nachweis müssen wir öffentlich machen.

60 Jahre ohne Krieg in Deutschland bedeuten noch lange nicht Frieden. Immer noch und immer wieder durchziehen Spaltungslinien die Welt, auch die Welt der Erinnerungen. Seit 1945 gab es nicht einen Tag auf der Erde ohne Krieg. Sehen wir auf die Umstände in der Abschiebehaft in Berlin-Grünau oder in Dessau, jetzt auch in Amsterdam: Es ist keineswegs so, dass wir uns in Ruhe zurücklehnen können und von Spaltungsmechanismen frei wären. Wir überlassen nur die abgespaltene unerfreuliche Abschiebearbeit dem Innenministerium. Der Weg zu einer gemeinsamen Welt oder zu einem weltweiten oder globalen Geschichtsverständnis ist noch so weit, dass wir es nicht erleben werden. Und nicht nur das:

Momentan reißen Spaltungen von lange nicht gekanntem Ausmaß die Welt wieder auseinander. Und es sind nicht nur die Verbrecher und Selbstmordattentäter aus dem Islamismus, die daran beteiligt sind, im Irak oder in Tschetschenien. »Outsourcing of torture« der CIA ist der jüngste Skandal: Folterungen werden heimlich in die ramponierten ehemaligen Ostblockstaaten und jetzigen »Partner« verlegt. Das alles ist ohne totale Desidentifikation der Täter mit den Opfern nicht möglich, eine Extremform der Spaltung.

60 Jahre ohne Krieg in Deutschland bedeuten nicht 60 Jahre Frieden in Deutschland. Am Beispiel des Bombardements von Dresden wird deutlich, dass noch nach sechzig Jahren die unterschiedlichen Erinnerungen bei jeder Gelegenheit sofort feindselig aufeinanderprallen. Wie schwer es ist, an die Bombenopfer von Dresden zu denken und dabei nicht zu vergessen, dass zeitgleich z.B. Breslau zerschossen wurde, weil es von den Nazi-Verbrechern zur Festungsstadt erklärt worden war, oder dass in Dresden und in Hamburg die Mordmaschine des NS-Regimes weiterhin auf Hochtouren lief. Wahrscheinlich wird es noch Generationen dauern, bis diese Geschichtsschreibung integriert werden kann. Die Opfer von Dresden vom 13./14. Februar 45 zu würdigen, ist höchste Zeit. Dabei ist aber nicht zu vergessen, dass die Zerstörung Dresdens mit dem Brand der Synagoge 1938 begann und dass die Gestapo bis Ende April 1945 akribisch Juden deportiert und ermordet hat.

Am 20. April, also 10 Wochen nach dem Bombardement Dresdens, hat es in Hamburg nach Aufzeichnungen von Tätern »furchtbar lange gedauert, 20 jüdische Kinder zu erhängen« (Schwarberg 2005). Als endlich die Engländer kamen, ging es ganz existentiell um Befreiung.

Andererseits kann Schönhuber, der frühere Offizier der Waffen-SS und langjährige Vorsitzende der Republikaner, womöglich mit der Wahrheit hetzen, wenn er auf die englischen und amerikanischen Tiefflieger hinweist, die flüchtende Kinder und Frauen auf den Elbwiesen niedergemetzelt hätten. Ob die antifaschistisch gestimmten Dresdner es zugeben wollen oder nicht: Zwischen ihrem 13. Februar 1945 und dem der Rechten verläuft keine klare Trennungslinie in der historischen Wirklichkeit. Es verläuft aber eine hochgeladene Spaltung in dieser Borderline-Geschichtsinterpretation: Hier die Guten, dort die Bösen. Die Erinnerungskonjunktur der »Nur-Guten« spielt den Rechten direkt in die Hand.

Es ist höchste Zeit festzustellen, dass damals alle moralischen (auch britische und amerikanische) Maßstäbe verloren gegangen waren.

Wir können aber nicht das Schuldgebirge auf die Alliierten abwälzen, selbst, wenn diese es gegenseitig tun wie im Kalten Krieg. Historische Gerechtigkeit stellt sich noch lange nicht her. Ich verweise dabei auf die unbestechlichen Reportagen von Osmar White (»Die Straße des Siegers«).

Das Buch des australischen Kriegsreporters lag 1945 bereits vor, wurde erst jetzt, 2004 (»Conqueror's Road«), gedruckt und ins Deutsche übersetzt. Es passte lange nicht ins westliche Geschichtsbild, denn White sah auch u. a. die Brutalität der Vertreibung der Sudetendeutschen – und deren »fahlen Zug ins Elend«, und er sah auch marodierende, stehlende, vergewaltigende US-Soldaten, und dass fast nur schwarze Täter vor Gericht kamen. Vergewaltigungen sind offenbar ein obligater Teil aller Kriege und kamen nicht nur bei russischen Soldaten vor.

Mythenbildungen und Spaltungen in der offiziellen Gesichtsschreibung West und Ost

Als 1945 einer der furchtbarsten Kriege aller Zeiten zu Ende gegangen war (manche sprechen vom zweiten 30-Jährigen Krieg, der 1914 begonnen habe), bedeutete das für viele Völker nicht Frieden oder gar Freiheit. Nach dem Ende des zweiten Weltkrieges sah sich der Kontinent mit unvorstellbaren Problemen konfrontiert. Von den heute geschätzten über 50 Millionen Toten waren die Hälfte Zivilisten, einschließlich 5–6 Millionen Juden und Millionen weiterer Bewohner Ost- und Südost-Europas.

Europa war voll von Flüchtlingsströmen, von Vertriebenen und Heimatlosen, die Städte Europas waren ein Trümmer- und Ruinenfeld ohnegleichen. In Scherben lagen auch alle ethischen, religiösen und eben auch nationalen Werte. Aus der heutigen Sicht beschreibt die Historikerin Monika Flacke, wie notwendig und unumgänglich damals Mythenbildungen und Spaltungen waren:

> »Die Nationen sahen sich nicht nur mit den Problemen des Wiederaufbaus konfrontiert, die zerrissenen Gesellschaften, mehrfach gespalten zwischen Mitläufertum, Kollaboration und Widerstand, mussten sich neu konstituieren. Im ideologischen Zentrum dieser Gründungen stand die Vorstellung, dass der Widerstand die Nation in der Zeit der Besatzung verteidigt habe. Wenn es auf beiden Seiten des Eisernen Vorhangs am Ende eine gewisse Stabilität gab, so lag dies wesentlich auch an Geschichtskonstruktionen, die im Widerstandsmythos den symbolischen Sockel der nationalen Wiedergeburt sahen« (Flacke 2005, S. 8).

Mythos West: Das Nachkriegswunder

Einer der zentralen Gründungsmythen der Bundesrepublik Deutschland erzählt von der schnellen Integration von etwa 12 Millionen deutscher Vertriebener und Flüchtlinge nach dem Zweiten Weltkrieg. Diese spektakuläre Erfolgsgeschichte spiegelt den Stolz der westdeutschen Aufnahmegesellschaft wider auf eine große politische, ökonomische und sozialkulturelle Leistung.

»Vertriebene« war übrigens der Oberbegriff im Westen – im Osten hießen sie »Umsiedler«, in Österreich »Nationaldeutsche«. Nomen est Omen! Der Ton macht die Musik.

Seit Mitte bis Ende der 80er Jahre allerdings wird dieses »Nachkriegswunder« nicht mehr nur als eine Erfolgsgeschichte, sondern auch als eine Problemgeschichte erzählt – und zwar bezeichnenderweise seit etwa 15 Jahren, seit der Wende. Darauf wird zurückzukommen sein. Typisch für die Generation der bei Kriegsende Erwachsenen war ein »beredtes, vom Integrationsdruck der Aufnahmegesellschaft, von Anpassungsbereitschaft und Verdrängung bestimmtes Schweigen« (Ackermann 2004).

Es beweist sich in diesem Zusammenhang erneut, dass es verschiedene Erinnerungskulturen gab, verschiedene Kommunikationsmilieus, in denen Betroffene ihre Erfahrungen und ihr Leid austauschen konnten oder eben nicht. Es gab aber auch immer eine politisch gewollte, und zwar nicht nur von deutschen Politikern gewollte »Vergangenheitspolitik«. Erklärtes Ziel der am Leitbild der Eingliederung orientierten Flüchtlingspolitik des Bundes und der Länder war es, die ökonomische, soziale und kulturelle Gleichheit der Flüchtlinge und Vertriebenen mit den Einheimischen herzustellen. Für den westdeutschen Frontstaat im »Kalten Krieg« bedeutete die erzwungene Massenabwanderung der Deutschen aus dem Osten – und während der 1950er Jahre die Fluchtbewegung aus der DDR – immer auch einen Zugewinn an politisch-ideologischer Legitimation. So hatte die bundesdeutsche Gesellschaft die Möglichkeit, eine positive, von »eigener Leistung« geprägte und von Schuld weitgehend unbelastete nationale Identität zu entwickeln. Der Mythos von der großherzigen Aufnahme von Flüchtlingen in Westdeutschland ist bis heute identitätsstiftend.

Warum aber nicht nur die Eltern, also die bei Kriegsende Erwachsenen, jenseits der offiziellen Geschichtsschreibung von den anderen Wahrheiten schweigen, sondern auch ihre Kinder, und welche Gründe es dafür gab, ist bei der Frage der Kriegskindheit, ihrer Verarbeitung und ihrer Konsequenzen von großer Bedeutung, man denke an die toxische Wirkung von Tabus. Darauf werde ich zurückkommen.

Bis Mitte der 50er Jahre, dann allerdings nicht mehr, wurde die physische und psychische Gesundheitssituation der Kinder als Folgen von Krieg, Flucht und Vertreibung sehr intensiv diskutiert; als besonders beeinträchtigt eingeschätzt wurde die Belastung der Flüchtlingskinder. Am wenigsten verschwiegen werden konnten die zu offen liegenden physischen Folgen.

Die äußere Erscheinung der vertriebenen Kinder hinterließ bei den Zeitgenossen einen starken Eindruck, weil sie am weitesten von dem normalen Durchschnittsbild von Kindern in Friedenszeiten abwich und ganz ohne Zweifel mit den Folgen des Krieges zusammenhing. In welchem Maße sich bei den jungen Menschen die Unterernährung bemerkbar machte, ging etwa aus der »Langeoog-Studie« hervor: Das Untergewicht betrug teilweise bis zu 20%, und auch das Längenwachstum blieb deutlich hinter den Normalwerten zurück. Das politische Dilemma war aber: Einerseits wurden die negativen Folgen bei diesen Kindern politisch ja zu Appellzwecken gebraucht, andererseits galt es den o.g. Mythos von der schnellen Integration der Vertriebenen zu bewahren, und schließlich ließ der gebotene Anpassungszwang eine zu große Abweichung von der Norm nicht zu bzw. mussten die Defizite als positiv bewältigt angesehen oder zumindest so interpretiert werden. So kam eine – heute absurd erscheinende – Debatte auf über die »Lebenstüchtigkeit« und »Sozialtauglichkeit« der Flüchtlingskinder und trieb wilde Blüten: Karl Valentin Müller (1953) interpretierte die Vertreibung als »survival of the fittest«, als Überleben der Gesündesten in sozialdarwinistischer Manier. Müller hatte das Institut für Sozialanthropologie an der Deutschen Karls-Universität in Prag geleitet, war 1945 von dort vertrieben worden und hat in Hannover das Institut für Begabtenforschung (seit 1950 Institut für empirische Soziologie) gegründet.

Die Erforschung der Flüchtlingskinder wäre zunächst ganz zum Erliegen gekommen, wären da nicht die Flüchtlingskinder aus der DDR gewesen – ihnen wurde ca. seit 1954 ein Sonderstatus zugewiesen.

Da die Abwanderung aus dem Osten auf die Dauer eine »narzisstische Zufuhr« für den Westen bedeutete, konnte den DDR-Flüchtlingen eine spezifische psychische Befindlichkeit zuerkannt werden in der Anlehnung an George Orwells Roman »1984« mit der Bezeichnung »Meister des Zwiedenkens«. Der kalte Krieg machte auch hier nicht halt.

Wir wissen heute, dass Anpassungsdruck bei Einwanderern oder Immigranten als so genannte »dritte Kultur« beschrieben wird, unabhängig davon, aus welcher Kultur die Menschen kommen und in welcher Kultur sie landen. Dieser Anpassungsdruck ist bei allen Migranten nachweisbar.

Natürlich gab es auch international Bedingungen dafür, dass in Westdeutschland die Frage der Flüchtlingskinder von der Agenda verschwand: Die (west-) deutschen Forschungen interessierten international überhaupt nicht – aus verständlichen Gründen. Die Nestorin der Kriegskindforschung war Anna Freud. Ihre Untersuchungsergebnisse in der Hampstead Nurseries ergaben das vielleicht wichtigste Ergebnis: Dass es nämlich schwere psychische Schäden beim Trennungserleben des Kindes gibt, und zwar besonders bei Trennung von der Mutter, mehr als durch Bomben und Feuer. Diese internationale Commmunity hat die deutsche Bearbeitung des Themas überhaupt nicht zur Kenntnis genommen, sondern ignoriert aus gut verständlichen, aber sachfremden Gründen.

Dazu kam, dass die psychiatrische Auffassung von der Belastbarkeit des Menschen in extremen psychischen Situationen als unbegrenzt galt – auch ein Erbe der nationalsozialistischen Ideologie. Erst 1961 deutete sich ein Wandel an: Walter Ritter von Baeyer meint angesichts von Holocaust-Überlebenden: »Der alte Erfahrungssatz – der Kern der bis dato herrschenden Lehre –, dass der Mensch unglaublich viel verträgt, ohne dauernden Schaden an seiner Seele zu nehmen, gilt hier nicht mehr. Davor dürfen wir die Augen nicht länger verschließen« (S. 536).

Damit gab es zwar noch keinen Dammbruch, aber ein Bann war gebrochen. Endlich gab es einen so genannten »erlebnisbedingten Persönlichkeitswandel«.

In die Charts der DSM III schafften es die »posttraumatischen Belastungsstörungen« und die »andauernde Persönlichkeitsänderung nach Extrembelastung« aber erst 1980, letzten Endes über eine starke Lobby der Vietnamkriegsveteranen, in die ICD 10 erst 1992, in die kassenärztliche Versorgung in Deutschland erst 1995.

Mythos-Ost: »Als wir 1945 den Hitlerfaschismus zerschlagen hatten«

»In der sowjetischen Besatzungszone/DDR musste man vergessen, was wirklich im Krieg geschehen war. 1945/49 ging es darum, einen glaubhaften Neubeginn

> mit glaubhaften historischen Wurzeln zu versehen. Man musste das vergangene gemeinsame Leben, in dem die größten Verbrechen stattgefunden hatten, in eine Erzählung einbinden, welche die Gründung des Staates legitimierte und seine Friedfertigkeit vermitteln konnte. Die SED, die nach ihrer Gründung am 22. April 1946 sehr bald unter bis ins Detail gehender sowjetischer Kontrolle zunehmend die deutschen Verwaltungsorgane in der Sowjetischen Besatzungszone dominierte, bezog sich in ihrem Gründungsmythos auf den Antifaschismus bzw. auf die Befreiung vom Faschismus. Neben der Befreiung durch die Rote Armee wurde der kommunistische Widerstand eine der tragenden Säulen in der nationalen Geschichtsschreibung« (Flacke 2005, S. 173).

Der zentrale Gründungsmythos im Osten besagte – als habe die ganze DDR-Bevölkerung nur aus Antifaschisten bestanden: »Als wir 1945 den Hitlerfaschismus zerschlagen hatten [...]«. Das wurde gebetsmühlenartig wiederholt, und es begann die Geschichtsschreibung bei der Stunde Null, nämlich 1945.

Auch dieser Mythos ist bis heute identitätsstiftend, aber er hat ebenfalls Nebenwirkungen. Sie betrafen z.B. das Vertriebenenproblem: In der SBZ gab es die Bodenreform, und die stellte wohl tatsächlich eine gewisse Lösung des Vertriebenen-Problems dar. Das Problem selbst verschwand 1951 von der politischen Agenda vollständig. Es gab das Thema nicht mehr.

Unter der Leitung von Eva Schmidt-Kolmer, einer Wiener Kommunistin, die aus dem Exil in die DDR kam, wurde energisch die Krippenunterbringung der Kinder forciert – Frauen, also auch Mütter, mussten den Arbeitskräftemangel ausgleichen.

Problemgeschichten über Kindheit und Jugend wurden in der DDR offiziell sowieso nicht geschrieben.

Als ich z.B. 1987 zum Forschungsinstitut nach Leipzig fuhr, um die Untersuchungsdaten meiner jugendlichen Patienten – damals im Rahmen meiner Habilitation – mit den Normalstichproben des Instituts zu vergleichen, sollte ich mich erst GVS – verpflichten lassen (»Geheime Verschlusssache«). Mein ökonomischer Direktor, den ich darum bat, sagte, das sei ja eine Stasi-Erklärung. So ließ ich es.

Wie gesagt – Problemgeschichten blieben in der DDR, je nach politischer Wetterlage, mehr oder weniger ein Staatsgeheimnis. In Kunst, Literatur, in Filmen und im Theater gab es deswegen heftiges Zensieren. Die Geschichte der DDR-Zensur ist ein sehr umfangreiches Kapitel, auf das hier nicht weiter eingegangen werden kann. Es gehört aber unmittelbar in den Kontext von Mythenbildung und Spaltungen. Eine Untersuchung über Unterschiede und Gemeinsamkeiten mit der westlichen »political correctness«, die auch in diesen Zusammenhang gehört, bietet sich an.

Wieso taucht die Geschichte gerade jetzt so machtvoll auf?

Fraglos spielt die »Wende« in Deutschland und insbesondere in Ostdeutschland eine große Rolle. Im Osten gab es weder Landsmannschaften noch eine Kriegsgräberfürsorge, weder eine Wehrmachtsauskunftsstelle (WAST) noch Soldatenverbände. Es trug auch niemand ein Ritterkreuz, wie z.B. Erich Mende auf diplomatischen Empfängen.

Dafür gab es die »Gesellschaft für Deutsch-Sowjetische Freundschaft«, und es gab den Antifaschismus als Staatsdoktrin. Das war übrigens nicht das Schlechteste: Damit war die Schuld reaktionsbildend abgewehrt, gleichzeitig die Trauer um die eigenen Beschädigungen erst recht unmöglich.

Mit der »Wende« brach diese Vergangenheit mit viel größerer Wucht ins Bewusstsein, so dass die Ostdeutschen diesen Einbruch der Geschichte nicht übersehen konnten. Inzwischen scheinen mir die west-deutsch-amerikanische, -englische und -französische »Freundschaft« eine ähnliche Bedeutung gehabt zu haben, wenn auch nicht so offensichtlich indoktriniert.

Jedenfalls wird erst mit dem langsamen Ende der Spaltung Deutschlands auch die Aufhebung der emotionalen Spaltungsprozesse möglich mit der Rücknahme der Projektionen z.B. vom Nazi-Nachfolge-Staat BRD und dem Antifaschismus-Staats-Mythos in der DDR.

Die Journalistin Sabine Bode spricht in ihrem Buch »Die vergessene Generation« eine sehr deutliche Sprache:

> »Je länger der Berliner Mauerfall zurückliegt, desto deutlicher wird, dass die Nachkriegszeit in Deutschland erst 1989 zu Ende gegangen ist. Durch die Wiedervereinigung wurden die letzen politischen Kriegfolgen beseitigt und – wie sich dann einige Jahre später zeigte – Raum geschaffen für gesellschaftliche Themen, die durch das Klima des kalten Krieges nicht an die Öffentlichkeit gedrungen sind. Das jeweilige Auftreten der Ideologie West gegen Ideologie Ost und umgekehrt war so selbstgerecht und laut und so sehr auf Einschüchterung programmiert, dass Nachdenklichkeit, feine Schattierungen und leise Töne davon regelrecht aufgesaugt wurden« (S. 25).

Die so bedingte Sprachlosigkeit hinterließ viele weiße Flecken im gesellschaftlichen, familiären und individuellen Gedächtnis.

Jan Assmann hat in seinem Standardwerk über »Das kulturelle Gedächtnis« gezeigt, dass Erinnerung immer ein von den Eliten betriebenes soziales Training, eine Einigung in einen Kanon und damit in eine Hierarchie von Bedeutungen ist.

Kein Staat könne es sich leisten, Erinnerungen, die seine Geschichte betreffen, sich ereignen zu lassen.

So haben auch die beiden deutschen Staaten ihre Erinnerungspolitik betrieben.

Spaltungen und kein Ende?

Aber unabhängig davon, dass Geschichte hierarchisch betrieben wird, gibt es auch psychoanalytische Einsichten über Spaltung und Integration von Erinnerungen, die sozialpsychologische Dimensionen haben, z.B. Winnicott (1974). Nach Winnicott ist die Idee vom »Individuum« ein relativ modernes Konzept. Bis vor wenigen hundert Jahren sei – abgesehen von einigen außergewohnlichen »vollständigen Individuen« (S. 222) – jeder unintegriert gewesen. Selbst heutzutage bestehe die Welt hauptsächlich aus Individuen, die zu einer vollständigen Integration als Einheit nicht in der Lage seien.

Wenn die Geschichte der Menschheit eine Kriegsgeschichte ist, dann ist Integration auch lebensfremd.

> »In Winnicotts Konzept setzt sich die soziologische Welt aus Millionen einander überlagernder Menschen zusammen. Seine Vorstellung, dass die meisten Menschen unintegriert seien, ließ ihn auch die soziologische Welt als unintegriert begreifen. So ist sein Interesse an politischen Teilungen und Grenzen nicht verwunderlich. Laut Winnicott kann vieles von dem, was wir als Zivilisation bezeichnen, an solchen Trennungslinien unmöglich werden« (Volkan 2000, S. 819).

Winnicott hält das geteilte Berlin für ein Symbol eines unintegrierten Individuums. Und weiter Volkan:

> »Winnicott wies darauf hin, dass einige politische Teilungen, wie etwa die Grenze zwischen England und Wales, sich aus den geographischen Gegebenheiten, etwa Gebirgszügen, verstehen lassen. Im Gegensatz hierzu war jedoch die Berliner

> Mauer ausschließlich ein Werk der Menschen. Darüber hinaus war sie hässlich und ließ keine Assoziation zu dem Wort ›Schönheit‹ aufkommen, insbesondere wenn wir uns daran erinnern, dass es ohne die Mauer in den sechziger Jahren zu einem Krieg gekommen wäre. Dennoch gestand Winnicott der Berliner Mauer auch ein positives Element zu. Und zwar meinte er, dass eine Trennungslinie zwischen zwei gegensätzlichen Kräften im schlimmsten Falle einen Konflikt verzögert und im besten Falle die beiden gegensätzlichen Kräfte für lange Zeiträume voneinander getrennt hält und den Menschen die Möglichkeit schafft, sich in Friedenskünsten zu üben und entsprechend zu leben.
>
> Genau in dieser vorübergehenden Einlullung, während der die Mauer nicht mehr Gut von Böse trennt, besteht der zeitweilige Erfolg einer Trennungslinie zwischen gegensätzlichen Kräften«.

Winnicotts Ausführungen zu unintegrierten Individuen und zu sozialen und politischen Teilungen spiegeln die Erkenntnisse wider, die er aus der Untersuchung der inneren Welten von Patienten mit einer Borderline-Persönlichkeitsorganisation gewonnen hat, bei denen eine Spaltung in libidinös und in aggressiv besetzte Selbst- und Objektrepräsentanzen im Zentrum steht.

Solche Spaltungen ziehen sich auch nach dem Fall der Mauer durch die Erinnerungskulturen und Gedenkfeiern anlässlich des 8. Mai 2005 durch Berlin. Während die Ostbezirke einschließlich Friedrichshain-Kreuzberg den Jahrestag der »Befreiung« feiern wollten, ging es den Westbezirken vorwiegend um das Thema »Flucht und Vertreibung der Deutschen« oder »Tiefe Spuren – Kriegsflüchtlinge«.

Man könnte denken: Jetzt wächst zusammen, was zusammen gehört, wenn auch die oben beschriebenen Gründungsmythen noch nach 60 Jahren voll durchschlagen.

Eine Ausnahme bildet einerseits der Bezirk Mitte, der aus den drei Stadtbezirken Mitte, Wedding und Tiergarten hervorgegangen ist, also ein West/Ost-Hybrid, der nicht wusste, was er will, und der zum 8. Mai keinen Plan hatte. Eine andere Ausnahme ist der Bezirk Steglitz-Zehlendorf. Dessen Bezirksparlament unter der Mehrheit von CDU und FDP hatte nämlich beschlossen, anlässlich des Kriegsendes auch der Deutschen Opfer der Roten Armee zu gedenken. Der 8. Mai, heißt es da, steht auch für »das Leid und den Schrecken, den die Rote Armee […] zu verantworten hat«. Deshalb sollte auch der Flüchtlinge, Vertriebenen und geschändeten Frauen gedacht werden. Dieser Beschluss rief einen Sturm der Entrüstung in den anderen Berliner Bezirken hervor. Insbesondere die Jüdische Gemeinde protestierte energisch, wobei allerdings Rabbi Andreas Nachama selbst Mitglied der FDP in Steglitz-Zehlendorf ist. Der Bezirksbürgermeister Herbert Weber, CDU, verteidigt diesen Beschluss noch. Er wolle im Kern nämlich nichts anderes, als der Selektivwahrnehmung eine Absage zu erteilen. Den deutschen Politikern fehle die Größe und der Mut zu einer politischen Gesamtschau, sagte Weber. Man könne nicht einfach sagen »Deutschland habe den Krieg angefangen, also müsse es auch die Folgen tragen«. Diese Argumentation ist nicht uninteressant, aber das ist jetzt nicht der Punkt.

Das Beispiel soll verdeutlichen: Inhalte, die durch Spaltung und Lückenbildung getrennt gehalten werden, produzieren bei Annährung sofort affektive Funkenflüge, spannungsreiche Lichtbögen u. a. Kurzschlüsse. Psychoanalytisch formuliert entstehen Dissoziationen und neue Spaltungen.

Die Funktion posttraumatischer Störungen

Spaltungen spielen bei der Bewältigung von Katastrophen eine immense Rolle. Ihre hilfreiche Bedeutung bei der menschlichen Evolution ist nicht zu unterschätzen. Krause (2002) argumentiert:

> »[…] dass die Vorstellung des Selbst als eines Organisationskerns und die damit verbundenen Identitätsvorstellungen ein hoch valorisiertes Kulturprodukt ist, das unter bestimmten Randbedingungen aufgegeben werden kann und muss […]«. Posttraumatische Störungen sind Organisationsformen »die unter bestimmten psychischen, kulturellen und politischen Randbedingungen adaptive emotionale Überlebensreaktionen sind, die in jedem von uns zum Abruf bereit liegen. Von der emotionalen Organisation her kann man sie als Beute-Jäger-System beschreiben. Dieselben seien so miteinander verwoben, dass der Wechsel von der Beute zum Jäger sehr leicht zu bewerkstelligen ist. Die Verdauerung des Opfer/Beute- bzw. Täter/Jägerstatus als Identitätsmerkmale bedarf eines großen kulturellen, interaktiven und intrapsychischen Aufwandes, dessen Kern der Versuch einer Desidentifikation des Täters mit dem Opfer ist« (S. 47).

Und er führt später aus, dass für die posttraumatischen Störungen die Traumatisierung gewissermaßen offiziell vorbei ist.

> »In den affektiven Organisationsformen ist diese Erkenntnis noch nicht zu Buche geschlagen. Die Behandlungsversuche sind teilweise davon getragen, dieses Wissen in diejenigen affektiven Bereiche hineinzutragen, die am alten Wissen festhalten. Es ist nicht einfach, jemandem, der solche Erfahrung gemacht hat, klarzumachen dass Frieden ist« (S. 57).

Vielleicht waren 60 Jahre ohne Krieg noch nicht so entscheidend wie 15 Jahre »Einheit«, um zu verstehen, dass Frieden ist.

Andererseits: Betrachten wir die diagnostischen Leitlinien der »andauernden Persönlichkeitsänderung nach Extrembelastung« der ICD 10, so finden wir zuallererst eine feindliche oder misstrauische Haltung der Welt gegenüber, sozialen Rückzug und Entfremdung.

Jean Amery hat das in seinem Abschiedsbrief an seine Frau Maria so ausgedrückt: »Wer der Folter erlag, kann nicht mehr heimisch werden in der Welt. Die Schmach der Vernichtung lässt sich nicht austilgen. Das [...] in der Folter eingestürzte Vertrauen wird nicht wiedergewonnen.« Die Selbsttötung war ihm die letzte Wahrheit. Warum hätten die derart Gekränkten sich noch einmal an die Welt wenden sollen? Das jahrzehntelange Schweigen kann auch so erklärt werden. Außerdem gibt es eine Geheimsprache des Unbewussten.

Die transgenerationelle Geheimnissprache des Unbewussten

Für die Psychoanalytiker ist es nicht überraschend, dass nicht nur das gesprochene Wort gilt. Dennoch gibt die Radikalität der Wortlosigkeit bei traumatischen Erfahrungen einige Rätsel in der Theorie und in der analytischen Beziehung auf.

Mario Erdheim argumentiert sehr eindrucksvoll:

> »Die unbewusste Weitergabe der Traumata hat also eine Funktion, nämlich die Nachkommen auf eventuell kommendes Unheil vorzubereiten, damit sie ihm dereinst nicht so schutzlos ausgeliefert sein werden wie ihre Vorfahren. Diese Form der Verarbeitung eines Traumas kann als immer wieder neu angelegter Versuch verstanden werden, den Überraschungs- und Überwältigungseffekt der Ereignisse unter Kontrolle zu bringen. Deshalb herrscht hier das Prinzip des Wiederholungszwanges: Immer wieder versucht das Individuum – fast in einer

Art des Übens – das Grauen der Überraschung zu überstehen. Dabei entsteht eine spezifische Form der Tradition, die dann auch als ein wesentliches Mittel betrachtet werden kann, kommende Traumata zu überleben [...]«

»[...] Es gibt jedoch noch eine unbewusste Form der Tradition, die gerade dadurch, dass sie unbewusst ist, gegen das Verschwinden der traumatischen Erfahrungen abgesichert ist. Es ist oft vom »Pakt des Schweigen« innerhalb traumatisierter Familien die Rede gewesen; bewusst hatte das Schweigen der Eltern über das erlebte Grauen damit zu tun, dass sie ihre Kinder nicht damit belasten wollten, unbewusst wurden von den Eltern ständig Informationen gesendet, die die schrecklichen Erfahrungen andeuteten: das Schreien in der Nacht, die Verzweiflung und die Krankheiten der Eltern lösten bei den Kindern eine ganze Welt von Fantasien aus, über das, was da einst geschehen sein musste. Es scheint mir, dass das Schweigen, bzw. die unbewusste Art der Mitteilung eine wichtige Funktion hat. Was bewusst ist und durch die Sprache vermittelt wird, ist gefährdetes Wissen, es kann verloren gehen, verzerrt oder manipuliert werden. Unbewusst Überliefertes ist in diesem Sinn sicherer, es entzieht sich dem Willen des Objekts.«

Kinder der Kriegskinder als Patienten

Fährtensuche

Es waren übrigens die weißen Flecken, die mich als erstes – wenn auch erst 1998 – auf die Fährte geführt haben. Seit einigen Jahren tauchen zunehmend Patienten auf – im typischen Lebensalter des Psychotherapie-/Psychoanalyse-Patientenguts, also um die 30 Jahre – deren Familienanamnesen sich häufig in merkwürdigem Dunkel verlieren, in Nichtwissen, in Tabuierungen und Geheimnissen, oder – gemeinsame Abwehr von Patient und Analytiker – es werden gar keine Familienanamnesen mehr erhoben. Als Leiter der Vermittlungsstelle eines psychoanalytischen Institutes bekam ich relativ viele Patienten und Kandidaten zu Gesicht, und ich habe nun versucht, die Spuren aufzunehmen, und diese führten oft in die Kriegskindheit der Generation zwischen 1939/45, also die Kindheit der Elterngeneration des jetzigen Patientengutes.

In diesem Aufsatz befasse ich mich auch insbesondere mit Kindern von vertriebenen Kindern, bei denen Entwurzelung und Geschichtsabriss auch tatsächlich und leibhaftig zu Brüchen in den Biografien geführt haben und deren Spuren sich z.B. »irgendwo in Polen« verlieren. Um zu verdeutlichen, was ich damit meine, eine kurze Fallbeschreibung: Karl, ein Beamter Jahrgang 59, klagt:

> »Ich komme nicht klar, wenn ich abgelehnt werde, dann kann ich mich überhaupt nicht mehr konzentrieren, alles ist larifari, ich fühle mich völlig überflüssig und mache alles falsch. Ich beziehe dann alles auf mich, mache alles falsch und sie (die Ehefrau) macht alles richtig.«

Karl lacht bei der ersten Begegnung und schildert auch lachend, dass die Ehe im Scheitern begriffen sei und wie er zu Hause ausziehen wollte und seine Frau ihn beschimpft habe, so dass er wieder zurückkehrte. Er kommt dann auf seine Mutter zu sprechen, die ihn als kleinen Jungen an der Landstraße sieht und nicht mal winkt. Von da an wird der emotionale Kontakt zum Therapeuten sehr schnell intensiv.

Die Umstände der frühkindlichen Entwicklung verlieren sich in der besagten Amnesie: Die Großeltern mütterlicherseits stammen aus Polen oder Pommern. Der Großvater, den Karl nicht mehr kennen gelernt habe, sei mit dem Fahrrad irgendwohin gefahren und nie wieder gesehen worden. Vielleicht waren das die Russen? Von seinem Vater weiß Karl überhaupt nichts. Vielleicht aus Nürtingen? Die Mutter sei zu einem Grossbauern in Schwaben gefahren mit einer etwas älteren Schwester, dort habe sie auch Karl geboren. Die Schwester sei bei dem Bauern in dieser Gegend untergekommen. Die Mutter sei in der sechsten Lebenswoche Karls zurück ins Brandenburgische. Mutter sei ungefähr Jahrgang 1940 – »vielleicht«. Nach einem 3/4 Jahr heiratete die Mutter einen anderen Mann, der habe gesagt: »Der Junge kommt mir nicht ins Haus«, woraufhin er zu seiner Großmutter kam, einer sehr strengen Bauersfrau, die sagte ganz klar: »Der Junge bleibt hier«. Bei ihr lebte auch ein Bruder der Mutter, der nur 10 Jahre älter als Karl ist, lebte, sowie ein Stiefonkel. Im 11. Lbj. wird ein Halbbruder geboren, mit dem der Patient später leidlichen Kontakt bekam.

Inzwischen sind alle Kontakte abgerissen, der zu seiner Schwester, zu seiner Mutter, zu seinem Stiefvater, inzwischen übrigens auch zu seiner ersten, vor 8 Jahren geschiedenen Ehefrau und der gemeinsamen Tochter, die jetzt 10 Jahre alt sei. Obwohl irgendwie logisch, so hat es mich doch sehr betrübt, dass unsere therapeutische Beziehung sich nach knapp 30 Sitzungen auch verlor. Vielleicht hätte ich ihn dringender zum Bleiben auffordern sollen, so, wie seine Großmutter und seine jetzige Ehefrau das getan haben, damit er mir glaubt, dass ich ihn meine? Oder hätte ich seine Wurzellosigkeit viel mehr thematisieren müssen? Das psychohistorische Problem der Wurzellosigkeit hat erst in den letzten fünfzehn Jahren die ihm zustehende Bedeutung erlangt.

1989 hatte ich in einer Familienuntersuchung 100 Adoleszente nach den Stierlinschen Modi der Ablösung einzuordnen. Dabei gibt es einen Bindungsmodus, bei dem Überbindung die Kinder behindert, einen Ausstoßungsmodus, der die Kinder zu zeitig aus dem Nest wirft, und einen Delegationsmodus, durch den die Kinder mit unbewussten Aufträgen und Loyalitäten versehen werden. Diesen Delegationsmodus diagnostizierte ich nur in fünf Prozent. Ich schrieb: »Dieser Modus setzt eine Mehrgenerationsperspektive voraus [...] Vielleicht haben wir deshalb diese Diagnose so selten gestellt.« Ich habe mich zumindest damals schon gewundert. Auf die Idee, dass es direkt mit dem Thema Kriegskindheit zusammengehören könnte, bin ich jedoch nicht gekommen.

Etwas Statistik

So bin ich erst jetzt die Krankengeschichten aus den letzten fünf Jahren noch einmal durchgegangen (bis 15.10.2005).

Zu denen gehört zum Teil die Institutsambulanz. Es sind insgesamt 826 Patienten bis zum 14.10.2005. Davon stammen 2,9% aus den Jahrgängen 39–45, also die Kriegskinder im engeren Sinne und wenn wir es erweitern vom Jahrgang 33–49 sind es 7,7%. Das ist nicht sehr viel, aber das ganze Elend von Kindheiten im Kriege liegt vor uns: Ein jüdisch/ungarischer Patient, geboren 1944, der versteckt blieb bis Kriegsende, ein Lebensbornkind, 1944 geboren, das bei einer Freundin der Mutter aufgewachsen ist. Diese Mutter selbst kam beim Bombenangriff in Dresden ums Leben. Kinderlandverschickung, Waisenhäuser, Vertriebenenschicksale in fast allen Fällen.

Exkurs: Wer ist ein Kriegskind?

Kriegskinder sind Menschen, die durch direkte oder indirekte Einwirkung des Krieges nachhaltig wirkende psychische und physische Schäden erlitten. Oft bleiben solche Kriegstraumatisierungen über Jahre unbewusst sind aber doch wirksam und lösen komplexe seelische oder psychosomatische Krankheitsbilder aus. Die Lebensgestaltung eines so traumatisierten Menschen bleibt durch die Kriegserlebnisse geprägt und kann die nächste und übernächste Generation verändern. Eine besondere Gruppe stellen Kinder dar, die im Zusammenhang mit Kriegseinwirkungen und Kriegsfolgen ungewollt in extreme Situationen gerieten, beispielsweise:

- Kinder von vergewaltigten Müttern
- Wolfskinder-Heimkinder
- Kinderlandverschickung
- Kollaborateurskinder
- Besatzerkinder
- Lebensbornkinder« (www.kriegskinder.de)

Die Kinder der Kriegskinder

Ich habe mich aber von Anfang an mehr auf die Kinder dieser Generation bezogen, unser Patientengut ist eben jünger. Der Gipfel liegt bei den 30–35-Jährigen, und die sind die Kinder dieser Kriegskindergeneration.

Um das Ausmaß der Migration dieser Kinder zu erfahren, habe ich – allerdings schon vor zwei Jahren – die letzten 100 Patienten meiner Praxis erfasst – das waren keineswegs nur Psychotherapie- bzw. Psychoanalysepatienten, sondern auch Konsiliaruntersuchungen, Erstsichten usw. Die Ergebnisse finde ich sehr interessant.

1. Genau wie bei einer Untersuchung 1986 im Institut für Psychotherapie und Neurosenforschung im Haus der Gesundheit am Alexanderplatz (Berlin Ost/Froese und Katzberg 1986) gibt es doppelt so viele Frauen wie Männer (63 zu 37) 1986 waren es 61 zu 39%.

2. Die Altersverteilung hat sich etwas verschoben: Die weiblichen Patientinnen sind etwas jünger – der Gipfel liegt ganz deutlich bei den 30–35-Jährigen – 1986 bei den 35–40-Jährigen. Die männlichen Patienten sind durchschnittlich etwas älter. Das alles ist nicht signifikant, beschreibt aber die typische Inanspruchnahmepopulation in der Psycho-Praxis.

3. Kinder der Kriegskinder: Für unsere Fragestellung von besonderen

Interesse ist aber, dass die Elterngeneration dieser Patienten um ca. 1940 geboren sein dürfte – also die typische Kriegskindergeneration umfasst. D.h. wir kommen bei der ätiopathogenetischen Beschreibung dieser Klientel gar nicht um den II. Weltkrieg herum. Bei der Pathobiografie der Kriegskinder selbst ist der Krieg indessen auf eigentümliche Weise unterbelichtet geblieben. Darauf wird zurückzukommen sein.

4. Als ein markantes Merkmal für womögliche Traumatisierung der Eltern durch den Krieg wurde nach ihrer Vertreibung gesucht. Dabei gab es bei den 100 Patienten folgende Ergebnisse:

4.1. Keine Angaben zu erfahren: 29 Patienten. Dieser Befund ist nicht überzubewerten, weil darunter auch viele konsiliaruntersuchte Patienten sind. Es ist andererseits aber auch typisch, dass nichts gewusst, nichts gefragt und nichts erzählt wird.

4.2. 14 ausländische Migranten zählen primär nicht dazu – das kann jedoch auch täuschen (s.u.). Diese Patn. kommen aus aller Welt: Australien, Bulgarien, CSR, Finnland, Guinea, Peru, Polen, Österreich, Russland, Serbien, Türkei, Ungarn.

4.3. So blieben jedoch 57 Patienten übrig, von denen ca. 40 % westsozialisiert und ca. 60% ostsozialisiert sind – hier wächst also Deutschland zusammen.

Von diesen sind drei Patienten in Berlin geboren. Bei 30 (= 53%) Patienten haben ein oder zwei Eltern ein Flüchtlingsschicksal. Die Angaben, die die Patienten darüber machen, sind meist sehr unscharf, es ist die Regel, dass die Kinder der Flüchtlingskinder über die Herkunft der Eltern nichts Genaues wissen. Dabei geht es den Westsozialisierten kein bisschen besser als denen aus dem Osten.

Aber blicken wir nicht nur auf die Herkunft der deutschen Kriegskinder der 3. Generation, sondern auch auf ausländische:

5. Die drei polnischen Patienten sind Kinder von Vertriebenen aus Ostpolen, jetzt Weißrussland bzw. Moldawien, zwei davon sind in Breslau/ Wrozlaw geboren. Die tschechische Patientin ist Tochter einer »slowakischen Zigeunerin« und eines Slowaken, deren Eltern nach dem Krieg als Kinder in Teplice angesiedelt wurden. Diese Patientin lernte übrigens Postangestellte in Usti nad Laben (Aussig/Elbe), das vor wenigen Jahren wegen

einer Mauer, mit der das Roma-Viertel abgetrennt wurde, von sich reden machte. Zu diesem Zeitpunkt hatte auch im ramponierten Osten Deutschlands die Fremdenfeindlichkeit ihren bisherigen Höhepunkt.

Meine türkische Patientin meinte, türkische Biografien seien nicht so sanft wie deutsche und erinnerte mich daran, dass im Zusammenhang mit dem 1. Weltkrieges nicht nur die drei Kaiserreiche in Europa endeten, sondern auch das Osmanische Reich, und dass es in diesem Zusammenhang Versuche gab, ein Großgriechenland zu schaffen, und wie mit Gründung der Türkei plötzlich Türken aus Griechenland vertrieben wurden, zu denen alle ihre Großeltern hörten.

Einflüsse dieser Erfahrungen auf uns Psychoanalytiker und auf die Psychoanalyse

Es geht um die Erweiterung der psychoanalytischen Situationen um die psychohistorische Dimension. Wenn ich jetzt von uns Psychoanalytikern spreche, dann meine ich natürlich meine Generation. Unsere Kandidaten, die viel jünger sind, werden wohl eine ganz andere Sicht auf die Dinge bekommen können, vielleicht eine integriertere. Es wäre Ihnen zu wünschen. Aber ich hätte mir von meinen Lehrern etwas mehr zum Psychohistorischen und Psychosozialen gewünscht. So gesehen möchte ich es auch den Jungen weitergeben. Einen zweiten thematischen Schwerpunkt stellt die transgenerationelle Weitergabe von Konflikten, Traumen und Erfahrungen dar und deren Widerspieglung in der analytischen Beziehung.

Spur 1: Tabus, die zu Introjekten werden

Ich möchte eine Krankengeschichte vorstellen, bei der die gesamte Wucht von Sprachlosigkeit, Tabuisierung, Mythenbildungen, Spaltung von Erinnerung einen Menschen trifft. Diese Krankengeschichte könnte den Titel tragen: »Trauma, Schweigen und Erinnern«.

Die Vignette stammt von Wera (Jahrgang 1965): Ihr Mann habe mit einer ausländischen Krankenpflegerin etwas angefangen. Sie habe es ½ Jahr erduldet und sich schön geredet, ist dann mit den Kindern, ihrem Mann und dieser Frau in den Urlaub gefahren, saß mit den Kindern hinten im Fond, während vorne der Mann und seine Geliebte saßen. Das sei der Höhepunkt der Entwürdigung gewesen. Inzwischen habe sie erfahren, er habe über einen Schwager auch Viagra in Holland bestellt, es passieren »schlimmste Dinge«. Sie überlegt, ob sie ihn raussetzt. Dann ist sie ganz allein, außerdem muss er ja bei den Kindern bleiben. Sie hat beschlossen, nur noch Mutter zu sein, nie mehr Frau zu werden. Das alles wäre nicht so schlimm, wenn ihre »Mutti noch leben« würde. Der Mann habe vor 6 Jahren schon einmal eine Geliebte gehabt. Seitdem habe sie die intimen Beziehungen eingestellt. Jetzt habe sie von einer Tante erfahren, die als einzige noch lebe und das Geheimnis kenne, mit der Mutter sei etwas ganz Schlimmes passiert. Was das war, müsse sie sich selbst denken. Mehr sage sie nicht und könne es auch nicht sagen, weil sie das der Großmutter versprochen habe. Die Mutter ist im 19. Lbj. der Patin an Leukämie mit sehr schwerem Verlauf verstorben, gerade als Wera ihre ersten Schritte nach dem Abitur in ein Praktikum außerhalb gemacht habe. Sie wirft sich heute noch vor, dass sie beim Tod der Mutter nicht bei ihr war.

Es geht offenkundig um die Vergewaltigungen, die die Rote Armee am Kriegsende zelebriert hat, und das ist wohl das barbarischste, archaischste und am meisten demütigende und schambetonte aller Siegerritualien. Nach Kriegsende und wegen z.B. der Deutsch-Sowjetischen Freundschaft mussten diese Verbrechen aber total verleugnet werden, und so arbeitete die Sowjet- und DDR-Nachkriegspropaganda den Schamgefühlen natürlich direkt in die Hand, so dass hier wohl die bestgehüteten Tabus lebens- und lustfeindlich implantiert wurden.

So hat Weras Verzicht auf Sexualität eine bedrückende und tabuierte Vorgeschichte.

Inzwischen hat Wera ihre Tante zum Reden gebracht: Es waren nicht die Russen, es war der Stiefgroßvater, der die Mutter missbraucht hat! Die geliebte Großmutter muss das gewusst haben, aber dieser Mann war für den Hof überlebenswichtig. Diese Mitteilung erschüttert die Patientin so sehr, dass sie stationär in die Psychiatrie eingewiesen werden musste, weil sie »nur noch schrie«. Die Tante wurde präsuizidal ebenfalls zum Psychiater überwiesen. Die traumatisch bedingten Introjekte waren nur um den Preis psychiatrischer Desintegration erfahrbar.

Hier fand wohl das statt, was Faimberg »Die Ineinanderrückung (Telescoping) der Generationen« genannt hat. Die Trennung der Generation erfolgte in Weras Fall – zunächst – erneut traumatisch. Die Spaltungen der Kriegsschreibung, die Tabuierungen und Mythenbildungen zeigen bei diesem Beispiel fast unmittelbare traumatische Konsequenzen.

Das, was uns Analytiker interessieren muss, sind die Fragen der Transmissionen von Traumen. Ich habe z.B. die Identifikation mit dem Aggressor als eine Tradierungslinie herausgearbeitet. Ich glaube, das kann bestenfalls die Überschrift für einen ganzen Komplex darstellen. Das gleiche gilt für den anderen Weg, in dem ich beschrieb, wie die Tabus zu Introjekten werden. Im Zusammenhang mit dem Zusammenrücken (»Telescoping«) der Generationen tauchen ganz neue Beschreibungen von »invasiven Einverleibungen« in der frühen Kindheit auf, die manches besser erklären können (Willems 2005). Zeitrisse bzw. Risse in der Zeitkontinuität als Bestandteil der Selbstrepräsentanz, können das Selbstgefühl quälend beeinträchtigen, wie auch kognitive Lücken und Risse. Seit einigen Jahren kommen hoch gebildete junge Leute in die Praxis, die nicht die Geburtstage ihrer Eltern wissen!

Mathias Hirsch hat jüngst über den »Vampirismus-Mythos« geschrieben (2005), der Ferenczis »Aussaugen von Lebendigkeit« oder Bollas »extractive Introjektion« aufgreift und verstehbar macht. Auch diesem transgenerationellen Transmissionsmechanismus traumatischer Erfahrungen liegt die parentifizierende Rollenumkehr zugrunde.

Wir haben die ganze Breite von Verlassenheitssyndromen und Beziehungsnotständen und deren Reparaturversuche in der Analyse zu erwarten. Dabei spielen immer Schuld- und Schamgefühle eine Rolle. Gruen (2000) meint dazu:

> »Unser Überleben als Kind hängt also davon ab, dass wir uns mit unseren Eltern arrangieren – und zwar auch und vor allem dann, wenn die Eltern tatsächlich kalt oder gleichgültig oder grausam und unterdrückend sind [...] Denn das Kind kann die Eltern nur unter der Voraussetzung als liebevoll erleben, dass es ihre Grausamkeit als Reaktion auf sein eigenes Wesen interpretiert – die Eltern sind grundsätzlich gut, wenn sie einmal schlecht sind, dann ist es unsere eigene Schuld« (S. 14).

Wir haben ständig damit zu rechen, dass nicht nur Spaltungen und Verdrängungen eine Rolle spielen, sondern auch zunächst »stumme Zonen«. Manche nennen sie »Kapseln« mit entsprechender Entfremdung, auch Krypten, Depots, Compartements, maligne Introjekte. Sie sind nicht durch Erinnerung aufhellbar, und können dann doch überraschend in die analytische Situation einbrechen und Katastrophenstimmung mit sich bringen. Überwältigende Gefühle von Sinnlosigkeit, trostloser Verzweiflung treffen mit solcher Wucht, dass das eigne Tun plötzlich sinnlos erscheint. Manchmal versteht man erst dadurch, wie heimatlos und elend sich unsere Patienten fühlen.

Mit der guten alten didaktischen Einteilung der Identifikationsprozesse in Inkorporation, Introjektion und Identifikation kommen wir jedenfalls nicht mehr aus.

Spur 2: Die Aggression und die Identifikation mit dem Aggressor bzw. mit den Aggressionen

Die 28-jährige Susanne, hübsch und groß gewachsen, kommt zur Analyse, weil sie »eine subtile Feindseligkeit gegen Männer« habe.

Die Romanistikstudentin war ein Jahr in Frankreich, hatte dort mit einem jungen Mann aus Französisch-Guayana eine Liebesbeziehung. Der habe sie immer schlecht behandelt und sie grob und gemein kritisiert, an dem Mann hänge sie aber jetzt noch. So war es nahe liegend, die Identifikation mit dem Aggressor als eine zentrale Entwicklungslinie bei Susanne anzunehmen, und tatsächlich ist eine Szene besonders beeindruckend:

Sonntags vormittags gab es ein gemütliches Frühstück voller Harmonie, Radiomusik und gekochten Eiern. Alle freuen sich. Plötzlich fängt eines der Kinder (es sind inzwischen drei Töchter) an, sich nur ein bisschen daneben zu nehmen, und schon schlägt der Vater zu und prügelt jähzornig.

Danach entschuldigt er sich bei diesem Kind und wenn das Kind dann weinte: »reiß dich zusammen«, »hör auf zu weinen«, und der Traum vom harmonischen Frühstück ist jede Woche neu ausgeträumt.

Der Großvater väterlicherseits, Tierarzt, wegen Alkohol vorzeitig berentet, habe in einem Grundstück nördlich von Berlin in den Kellerräumen gewohnt und dort Bier getrunken und Marschmusik gehört. Einmal, als Susanne Johannisbeeren gepflückt hatte und sie versehentlich auf der Wiese ausgoss, kam er aus dem Keller geschossen und verprügelte Susanne gnadenlos. Sie war damals vielleicht sechs. Susannes Vater sei ebenso verprügelt worden und habe sich schon als Kind »Scheiße« gefühlt. Die Familie des Vaters ist seit Generationen im Norden von Berlin ansässig, und immer sind die Männer Tierärzte und die Frauen schöne Hausfrauen.

Was hat das mit unserem Thema Flüchtlingskinder zu tun?

Susannes Mutter stammt aus Schlesien. Susanne meint zunächst, sie komme aus Pommern. Offensichtlich geht es aber um Oberschlesien. Großmütterlicherseits bestand reicher Landbesitz, und der Großvater war ein HNO-Arzt. Beide landeten nach der Vertreibung im Norden Deutschlands. Diese Großeltern waren sehr katholisch. Die Großmutter hat noch mit dem Kruzifix die Geister gebannt. Die Mutter wurde 1946 unerwünscht in dieses Chaos geboren und war viel krank. Sie war schon zum Sterben in ein Extrazimmer geschoben worden. Später wurde Susannes Mutter enterbt, weil sie ihre Ehe hat scheiden lassen. Im Hause der Großeltern mütterlicherseits galt das »Schlesiertum« als etwas besonders Hochwertiges. In den Augen der väterlichen Familie dagegen waren die Mutter und die ganze Flüchtlingsfamilie ganz schlecht angesehen.

Das frühkindliche emotionale Mangelmilieu ist also unschwer vorstellbar: Gewalttätige unberechenbare Aggressivität, basale Bedürfnisse werden durch die überforderte, unfähige Mutter kaum ausreichend befriedigt. Scheidung der Eltern im 9. Lbj., nach dem sie zuvor schon jahrelang getrennt gelebt haben. Als der Vater sich wieder verheiratet, nimmt die alkoholkranke Mutter Tabletten. Susanne packt für sie die Tasche. Sie muss von da an für die Geschwister die Stullen schmieren, muss die Schnaps- und Weinflaschen vor der Mutter verstecken.

Als nach dem zweiten Suizidversuch der Vater die Töchter wieder zu sich nimmt, ist Susanne ihm noch bis heute dankbar und idealisiert den Vater sehr. Susanne war lange Zeit der zentrale Punkt des Familienlebens, wobei sie selbst logischer Weise überfordert war; einmal z. B. ging sie sonntags zur Schule und hat sich gewundert, dass keiner da ist. Die ganze Schwere der Symptomatik gibt sich erst nach und nach zu erkennen. Verlassenheitsdepression, sie nennt es »Weltschmerz, das Schlimmste was man fühlen kann«. In dem Zusammenhang auch Selbstverletzungen, Suizidfantasien, aber auch Promiskuität als Heilungsversuch.

Im Initialtraum läuft eine Katze über die Dächer, die einen Beutel mit Hackepeter um den Hals gebunden hat. Parentifikation, Selbstversorgung, aber auch: Einmal Vertrauen können als tiefer Wunsch.

In der Analyse hat uns ein Ereignis lange beschäftigt: Als Susanne zum ersten Mal weint und dabei versucht, ganz verhuscht und unauffällig die Tränen wegzuwischen, bin ich so gerührt, dass ich ihr – für mich ganz untypisch – ein Taschentuch gebe. Da hört sie auf zu weinen und spricht dann voller Verachtung für die Weichheit in dieser Handlung. Die Verachtung für Emotionales war danach ganz gut besprechbar und die besagte Sehnsucht danach, einmal Vertrauen entwickeln zu können. Um einiges später hatte Susanne zum zweiten Mal einen Katzentraum, bei dem diesmal sich eine ganz kleine Katze an ihre Brust geschmiegt hat, und dieses kleine Kätzchen hat sie im Traum vor einer großen gewalttätigen Katze gerettet. Susanne fühlt sich wie eine Mimose, sie will nichts kaputt machen, das alles sei zu zart und zu empfindsam. Sie beklagt häufig, dass sie sich so unvollständig ausdrücke. Sie kann oft nicht das sagen, was wirklich in ihr ist. In der Gegenübertragung herrscht häufig eine Anspannung, ein Auf-der-Hut-sein, ein vorschnelles Interpretieren. Eigentlich zärtlich, aber immer gewärtig, dass etwas Schlimmes passieren könnte. Neulich fragt sie mich: Sind sie ungeduldig? Gerade, als ich wieder so ein Gehetztsein erlebe, wie es ihr offensichtlich so oft geht.

Dieser Sprachstil wurde schon von Sandler (1986) bei traumatisierten Patienten beschrieben, verkürztes Reden, Materialfülle, Sätze in der Schwebe, fragmentierte Sätze, spannungsvolles Schweigen – dadurch entsteht eine intensive, ja anklammernde, aber ganz unklare Beziehung.

Ein zweites Ereignis: Wegen Studienplanveränderungen bzw. Umstieg ins Referendariat sind Terminveränderungen erforderlich geworden. Es kam zum Ausfall mehrerer Stunden. Daraufhin entschloss sich Susanne, Urlaub in Spanien zu machen. Sie fuhr allein hin, dort wohne ein Cousin. Sie kommt in der darauf folgenden Stunde zurück mit einem geschwollenen linken Auge (ich sitze links hinter ihr) und will von dem Urlaub berichten. Es gelingt ihr nichts, überhaupt gelingt keine Verständigung. Ich bin ganz unglücklich, denke »Wer hat sie geschlagen?«, und frage zum Schluss: »So beschädigt, wie Sie hier vor mir liegen, kann es Ihnen ja nichtgut gegangen sein im Urlaub?« Daraufhin sagt sie: »Vielleicht wollte ich nur das sagen«.

Susanne hat sich offensichtlich verstanden gefühlt, denn in der nächsten Stunde öffneten sich neue Räume: Sie berichtet im Zusammenhang mit einem Traum von einem heimlichen, Durchgang zum Nachbargrundstück der Großeltern (man erinnere sich: Johannisbeeren, Prügeleien). Dort ist eine ganz freundliche Familie mit Kindern, mit denen sie häufig gespielt hat, und wo sie sich richtig gut fühlte und sich, wie sie es in einem Traum schildert, im Wind und in der Sonne drehte.

Mit dieser Krankengeschichte wollte ich verdeutlichen: Die Traumen werden tradiert.

In dieser schrecklichen Geschichte insbesondere durch den Vater, wenn man als Trauma die Schlägereien betrachtet. Betrachtet man die Verlassenheitserlebnisse, kommt die Mutter ins Feld und mit ihr die ganze Flüchtlingsgeschichte einer aus Oberschlesien vertriebenen Familie, die sich mühevoll durchgeschlagen hat, und es kommt bei dieser emotional geschädigten Mutter zur Parentifikation von Susanne, und es kommt im Gepäck der Parentifikation eben auch das sadistische Über-Ich.

Inzwischen ist die analytische Psychotherapie nach 380 Stunden – es gab einen kooperativen Obergutachter – beendet. Susanne sagte dazu: »Ich konnte einer großen bedrückenden Enge entkommen, wieder Hoffnung schöpfen und Glück empfinden. Ich konnte eine für mich oft furchtbare Vergangenheit besser in meinem Körper verteilen, habe nun mehr Platz für mich und meine Gegenwart [...]«.

Es geht fraglos bei diesen traumatisch bedingten Identifikationen auch um eine körperliche Dimension.

Susanne bekam im Sommer 2003 einen Jungen. Obwohl die Partnerschaft mit dem Kindesvater auseinander ging, entwickelte sich der Junge so gut, dass an Susannes primärer Mütterlichkeit kein Zweifel bestehen kann.

Ein Befund, der mich sehr freut unter dem Motto »Unsere Analyse heilt gleich zwei Menschenkinder«. Andererseits wundere ich mich: Woher hat sie diese Mütterlichkeit, da sie die doch nie erfahren hatte? Doch alles genetisch?

Dann fiel mir die Arbeit von Sagi Schwartz in die Hände über »Attachment and traumatic stress in female holocaust child survivors and their daughters« (2003) mit der hoffnungsvollen Botschaft »Traumata sind nicht zwangsläufig vererbbar«.

Daraufhin habe ich mich bei einer Bindungsforscherin aus unserem Institut erkundigt, und in der Tat: Die Bindungstheorie geht davon aus, dass man einen sicheren Bindungsstil auch trainieren kann, wobei die frühe Mutterschaft eine besonders sensible Phase darstellt. Erste Ergebnisse darüber gibt es bereits. Wir dürfen hoffen, dass die Missetaten der Väter wirklich nur bis zum dritten oder vierten Glied die Kinder heimsuchen, wie die Bibel prophezeit.

Spur 3: Pathologische Normalität

Wenn Schrecken und Entsetzen zum Alltag gehören, dann wird Pathologie »normal«. Das Bestehen auf Funktionieren und auf Normalität im Erwachsenenalter und das pathologisch Normale in der Biografie, die von Radebold (2000) eingeführte »pathologische Normalität« also, hat übrigens durchaus Verwandtschaft zur Alexithymie oder zum Pensée operatoire, zu einem gefühllosen Funktionieren, und das halte ich für den zentralen transgenerationellen Transportmechanismus: Die deprimierte Mutter, (manchmal sogar die »tote« Mutter), das große Unglück der Deprivation, der Gefühllosigkeit und der Sprachlosigkeit. Das gilt auch für Dagmar.

Vater, Jahrgang 40, Lehrer, sehr autoritär. Mutter, Jahrgang 41, musste immer beschützt werden. Die Mutter stamme aus Pommern, in diesem Fall wahrscheinlich wirklich Pommern. Deren Mutter stirbt in ihrem 3. Lbj. bei der Flucht. Der Vater war bereits gefallen, so dass Dagmars Mutter bei der Tante mütterlicherseits aufwuchs.

Offenkundig hat in dieser Stiefkindposition die Mutter um sich herum die Atmosphäre verbreitet von Nur-nicht-auffallen, nicht soviel erzählen, nicht soviel nach außen bringen, es geht niemanden etwas an.

Dagmar selbst kommt im 27. Lbj. wegen einer Zwangsneurose aus Randberlin. Sie ist gerade Lehrerin geworden, zunächst war es mehr ein Grübelzwang, später ein Waschzwang. Die Zwänge lassen wie immer tiefe Einblicke ins archaische menschliche Seelenleben zu. Ich will aber bei der Dynamik in der Herkunftsfamilie bleiben. Die Mutter hat Dagmar immer versichert, sie sei die einzige Vertraute. Kein anderer dürfe etwas erfahren von dem, was sie beide besprechen und wenn »die Mutti traurig ist, dann geht es mir immer schlecht«. Der Loyalitätskonflikt kulminiert, als die Patientin erfährt, dass die Eltern sich scheiden lassen wollen. Der Vater habe eine andere. Im Alter von 12 Jahren habe sie dann geträumt, wie sie hinterhergeht und die andere Frau erschlägt. In dem Zusammenhang weint sie erstmalig.

Reaktionsbildende und verleugnende konfliktfeindliche Entwicklung spielt bei den schwer traumatisierten Familien immer wieder eine große Rolle.

Dagmar hat sich mit Beginn des Schuljahres völlig übernommen. Sie hat die Nächte hindurch Aufsätze korrigiert, ihr wurden alle möglichen Aufgaben übertragen, sie konnte nicht Nein sagen. Das verschärfte die Symptomatik, so dass sich die Therapie, die eigentlich über eine Sitzung/Woche nie hinauskam, immer mit dem Aktuellen befassen musste. Am Ende des Schuljahres gelingt Dagmar eine Umsetzung in die Schule in ihrem Heimatort. Damit löst sie das Problem der Überforderung in der ursprünglichen Schule einigermaßen, und die Symptomatik lässt etwas nach. Aus diesem Grunde und weil es immer klarer wurde, dass es in der Analyse ohne eine Ablösung von dieser Mutter nicht weitergehen würde, beendete Dagmar die Therapie vorzeitig. Die Mutter hatte gewonnen.

Übrigens hat sich noch einmal eine Querverbindung zu meinen ausländischen Patienten aufgedrängt: Für Migranten gibt es neben der Kultur, aus der sie kommen und in der sie landen, immer noch eine dritte Kultur, die allen gemeinsam ist, nämlich die der äußerlichen Überanpassung: Sie benehmen sich wie Gäste.

Spur 4: Die narzisstische Dysregulation

Eine weitere Patientengeschichte kommt ausdrücklich einmal aus dem Westen und verdeutlicht das Thema, dass Flüchtlingsfamilien häufig die so genannten Einheimischen verachten bzw. die so genannten Einheimischen die Flüchtlingsfamilien verachten und es damit zu schwersten narzisstischen Dysregulationen kommen kann.

Die 29-jährige Ruth (geboren 1969) kommt aus Hessen. Sie studierte in Deutschland und England Journalistik, absolvierte eine Spezialschule an einem Zeitungsverlag – die Crème de la Crème in der Journalistik – begann dann an einer Zeitung zu arbeiten, wobei sie mit ihrem Anspruch scheiterte. Sie wurde quasi arbeitsunfähig, konnte keine Arbeit pünktlich abgeben und blieb auf diese Weise weit unter ihrem Niveau. Daraufhin wurde sie entlassen. »Wahrscheinlich lande ich noch in der Gosse, ich bin nicht mehr berechenbar. Ich möchte schnell, klug und witzig sein und kann das alles nicht«. Da sich ihre Migräne und ihre ausgeprägte depressive Symptomatik bis in die Kindheit verfolgen ließ, einigten wir uns auf eine Psychoanalyse als notwendige langfristige Behandlung. Zum Zeitpunkt der Verabredung fuhr sie nach Liegnitz in Niederschlesien, um das frühere Haus der Mutter aufzusuchen. Sie war bis dato nie in Polen. Ihre Analyse begann damit, dass sie sich ständig beschwerte, Analyse machen zu müssen. Sie habe gar keine Zeit und sie wisse gar nicht, was das solle. Hätte ich, als ihr Analytiker, von ihrer Reise nach Polen nichts gewusst, hätte ich annehmen können, dass sie gar keine Analyse machen wolle. Später beschreibt sie diesen Stil als »rumnöckeln«, der auch bei ihr zuhause üblich gewesen sei, da die Mutter den Vater verachtete. Der Vater leidet an Psoriasis. Er ist ein sehr erfolgreicher Entwicklungsingenieur in einer Autozulieferungsfirma. Er kritisierte die Mutter und Ruth wegen ihrer Migräne immer wegen »ihren schlechten körperlichen Materials«. Diese gegenseitige Entwertung hat folgende Vorgeschichte: Die hochgebildete Beamtenfamilie großmütterlicherseits musste 1945 aus Liegnitz flüchten und kam dann über Thüringen nach Hessen in eine bäuerliche, schmutzige, ungebildete Atmosphäre. Die Kränkung, auf diese Leute angewiesen zu sein und später sogar, dass die Mutter einen aus dem Dorf heiratete, hat diese nie verwunden – obwohl die Bindung zwischen beiden offenkundig sehr eng und sehr strapazierfähig ist, aber eben auch sehr strapaziös. Mitten in ihrer Analyse berichtet Ruth eines Tages, dass sie den Vater nach seiner Geschichte gefragt habe. Dabei stellt sich heraus, dass der Großvater im Dorf der einzige SPD-Genosse war, der während der Nazizeit sogar Widerstandsarbeit geleistet hatte. Als die englischen Besatzer kamen, sahen sie ihn für politische Aufgaben vor, da er offensichtlich ein sehr ehrenwerter Mann war. Dieser Teil der Familiengeschichte war Ruth bis dahin überhaupt nicht bekannt. Sie stand vielmehr unter dem Druck und unter der Delegation der Mutter, immer die Beste zu sein, was sie dann auch regelmäßig war. Neulich ging sie mit ihrem Vater zum ersten Mal zu seinem Fußballverein. Andere Aspekte, z.B., dass Ruth Menschen, die Migräne haben, als »zweitklassig«, als »lebensunwert« betrachtet, sind wohl auch Echos aus einer ganz schlimmen Zeit. Übrigens bestimmt diese sehr lange das Ende der Stunden und zwar immer etwas vorzeitig, ja nicht zur Last zu fallen. Sie beendete auch die Analyse in ihrer 297. Stunde selbst. Ihr Motto: »auf jeden Fall das Schicksal in der eigenen Hand behalten, selbst funktionieren, nicht auf andere angewiesen zu sein«. Dieses Motto und die daraus resultierende Vorgangsweise war zwar theoretisch anzusprechen, manchmal auch in der Analyse zu erleben, aber in so kurzer Zeit nicht veränderbar.

Nach ihrer Beendigung verwies sie bereits mehrere Patienten an mich. Neulich erfuhr ich, dass sie geheiratet hat und ein Kind erwartet.

Spur 5: Heilungsversuche gegen Verlassenheit

Die folgende Fallgeschichte schlägt ein neues psychohistorisches Kapitel genuin ostdeutscher Traumatisierung auf: Idealisierung des Westens, »Republikflucht«, Repressionen gegen die Zurückgebliebenen, Ankunft in der Realität »Westen«. Der individuelle Selbstheilungsversuch des Beziehungsnotstandes über die Sexualisierung aber ist eine uralte »Strategie«.

»Das ist mein Masterplan,« sagt die 29-jährige Daphne, eine wunderschöne blonde Frau. Sie kommt wegen Eifersucht, die sich ganz schnell als ein Verlassenheitssyndrom herausstellt. Daphne kommt aus München, ist vor einem halben Jahr nach Berlin gezogen, sie ist »geflohen« weil sie von dem Kindesvater wegkommen wollte. Der sei ein berühmter Dokumentarfilmer, aber schizophren, und stehe unter Psychopharmaka. Jetzt hat sie einen zweiten Mann gefunden, der selbst Psychiater ist. Das findet sie witzig, »einen psychiatrischen Patienten und einen Psychiater als Mann«. Tatsächlich hat sie die Erfahrung gemacht, dass die Angstzustände nachlassen, wenn sie zwei Männer hat.

Jetzt aber bekommt sie auch in Berlin beim Anblick schöner Frauen schwere Angstzustände, kann dann überhaupt nicht mehr schlafen und sich nicht um das Kind kümmern.

Ihr eigener frühkindlicher emotionaler Mangelzustand wird dokumentiert durch entsprechende Kinderfehler: vielfältige Ängste, auch vor anderen Kindern, Schlafstörungen und Daumenlutschen bis zum 18. Lebensjahr (!).

Daphnes zentrale Bezugsperson ist der Vater, der allerdings ganz selten da war. Er war ein sehr erfolgreicher Architekt. Er wird als freundlich, fürsorglich helfend, feinfühlig, gütig, verantwortungsbewusst, großzügig usw. beschrieben. Ihre Beziehung zur Mutter hingegen schildert Daphne als unzuverlässig und ohne Eindeutigkeit. »Sie hat gar nichts verstanden, hat Sachen weggenommen, die mir wichtig waren, sie ist oberflächlich und emotional ziemlich verschlossen ...«

Der Vater habe sie solange idealisiert und an ihr gehangen, bis in ihrem fünften Lebensjahr die Schwester geboren wird. Der Vater sei plötzlich total auf diese Schwester umgeschwenkt.

Zudem musste sie für die Schwester Verantwortung übernehmen, was aber nicht ging, weil die Schwester schon von deren 2. Lbj. an äußerst rabiat biss und kratzte.

Von nun an versuchte Daphne, mit der Mutter besser klar zu kommen, was aber nicht gelingen konnte. Sie erlebt ihre Mutter als mondäne Ehefrau dieses angesehenen Vaters in einer Kleinstadt in der DDR. Sie habe sich nur um sich selbst gedreht und, wie sie später erfuhr, auch Liebhaber gehabt.

Trotz dieses kargen beziehungsarmen Milieus gelang es Daphne, bis zum 16. Lebensjahr immer Klassenbeste zu sein. Damit wollte sie vor allem dem Vater imponieren.

Der bleibt nach einer Dienstreise 1987, also in Daphnes 16. Lebensjahr, im Westen. Er war von einer Westfirma abgeworben worden, die ihn dann aber gar nicht einstellte. Sofort nach Vaters Wegbleiben stellt die Familie einen Ausreiseantrag, dem – Infamie der Behörden – zwei Tage nach Maueröffnung stattgegeben wird.

Die Patientin wird sofort nach Antragstellung von der Schule gewiesen und erhält Bildungsverbot für jede andere DDR-Ausbildung. Sie schlägt sich als Buchverkäuferin durch, liest viel. Sie richtet sich in dieser Ausnahmesituation von Warten und Träumen ein und wundert sich, dass ihre Großmutter gegen das Bildungsverbot protestierte (übrigens ergebnislos). Als sie endlich in den Westen dürfen, ist der Vater nach einem schweren Schlaganfall längst invalide; die Aphasie hat er bis heute nicht überwunden.

Daphne geht in einer hessischen Kleinstadt wieder ins Gymnasium. Sie ist mit Abstand die Älteste – und Beste. Doch in dieser Schule findet sie sich gar nicht zurecht. Sie beginnt ein Verhältnis mit ihrem Deutschlehrer, das unglücklich endet. Nach einem fantastischen Abitur bekommt sie ein Sonderstipendium und studiert in München Germanistik, obwohl das nicht ihr Wunschfach war.

Sie lernt dort einen prominenten Filmregisseur kennen, der allerdings an einer Psychose leidet. Dieser Mann achtet auf Distanz, dreht sich nur um sich selbst, ist weltabgewandt. Daphne kann ihn von ferne idealisieren. Er tut ihr überhaupt nicht gut; das weiß sie. Trotzdem kann sie von ihm nicht lassen: »Das ist doch irgendwie neurologisch eingepackt«, sagt sie und meint damit eine quasi unverrückbare Übertragungsfigur. Die Analogie mit der Beziehung zum Vater springt ins Auge.

Sie kommt dann nach dem Studium nach Berlin. Beziehungsnotstand, -wirrwarr und Schuldverstrickungen wechseln sich ab und werden durch Dramen von Trennung und Wiederversöhnung abgewehrt. Ausreißversuche enden in den Armen anderer Männer und bringen neue Schuld- und Schamgefühle. Inzwischen ist der kranke Partner ebenfalls in Berlin. Nun hat Daphne aber einen anderen sanfteren Mann, den schon erwähnten Psychiater. Die Beziehungen zu Männern könnten noch Seiten füllen, sie gehen aber am primären Problem vorbei.

Bei den tiefen Missverständnissen zur Mutter dürften die unangemessenen Frustrationen in den primären Bedürfnissen die zentrale Rolle spielen. Dass die Patientin sich idealisierend und sehr fragil an den Vater hält, erscheint verständlich (Modewort: strategischer Ödipuskomplex). Die Geburt der Schwester auf dem ödipalen Höhepunkt führt zur Vertreibung der Pat. aus dem Prinzessinnenstatus, den sie beim Vater hatte.

Was aber ist mit der Mutter und ihrem Leben? Bei der Suche danach stoßen wir wieder auf die Mehrgenerationenperspektive der Entwurzelung durch Vertreibung: Die Großeltern mütterlicherseits stammen aus Lodz. Deren Flucht endet in jener Kleinstadt. Dort wird 1947 Daphnes Mutter geboren. Die hoch gebildeten Eltern der Mutter berufen die Tochter zu Höherem. Die narzisstischen Delegationen nehmen ihren Lauf. Die Mutter ist sehr musikalisch, spielt Klavier, bricht aber das Musikstudium ab. Sie heiratet den Vater auf Weisung ihrer Mutter, weil er »immerhin Architekt ist«.

Daphne beschreibt ihre unglückliche Mutter als verschlossen und ängstlich, dann aber wieder als rechthaberisch und oberflächlich. Sie habe zwar Liebschaften, aber mütterlich sei sie nicht und nicht in der Lage, Daphnes Bedürfnisse nach Zärtlichkeit zu erfüllen.

Diese basale Frustration schafft immense Wut, die Daphne immer nur indirekt ausdrücken kann. So bleibt sie auf ihren Schuldgefühlen sitzen und wiederholt unbewusst die mütterliche »Leit«-Linie.

4. Kränkungen bei der Geschichtsschreibung Ost

»Solange die Erinnerung, also die Geschichte, nicht gerecht ist, bleiben Gespenster übrig, sowie Tote, die nicht beerdigt wurden.« Das Zitat von Paul Ricoeur sei an dieser Stelle noch einmal wiederholt. Gerechtigkeit stellt sich aber noch lange nicht her.

Wenn es schon keine Gerechtigkeit gibt, dann wenigstens einen Gefühlsausbruch: Wir wissen, dass Teile der Bevölkerung im Osten Deutschlands demoralisiert sind, und wir stellen uns auch vor, dass damit der 2. Weltkrieg, das DDR-Regime, insbesondere die Stasiregentschaft mit ihren Verbrechen, aber auch die Wende mit ihren unheilvollen großmundigen Versprechen und dem häufigen »Über-den-Tisch-ziehen« der Ostdeutschen dazu beigetragen haben. Das alles muss in Betracht gezogen werden. Aber jeder kocht sein Süppchen so, wie er es braucht:

Der CDU-Innenminister Brandenburgs sieht das Elend begründet in der »Proletarisierung« während der DDR-Zeit. Die Linkspartei sieht das Elend mit der gegenwärtigen politischen Schieflage im Zusammenhang. Ein Zeitungstitel lautete neulich: »Im Steinbruch Ost-Deutschlands bedient sich jeder, der nach Vorurteilen sucht«.

Die ostdeutsche Geschichte ist überhaupt noch nicht geschrieben. Die Anfänge über die Stasiakten kriminalisieren. Die Anfänge über die Justiz kriminalisieren auch. Die »Ostalgie Shows« reduzieren die damalige Kultur auf ethnische Marotten. Tauchen andere Formen der Geschichtsschreibung auf, werden den Ostdeutschen Vorwürfe gemacht, dass sie sich in der Opferrolle eingerichtet hätten und nun endlich wieder zu Tätern werden sollten. Härter geht es wirklich nicht. Jetzt erst (Mai 06) schlägt sogar eine vom Kanzleramt eingesetzte Expertenkommission vor, ein stärkeres Augenmerk auf den Alltag zu legen, statt der Fixierung auf die Stasi.

Der Beitrag, den wir zur Geschichtsschreibung in Ostdeutschland leisten können, ist diktiert von den Leidenswegen unserer Patienten und deren Vorfahren, und so gesehen kann er auch traumatisch pathologisieren. Wenn auch Krankengeschichten naturgemäß die pathogene Seite einer Gesellschaft dokumentieren, so dürfen sie doch niemals eine Biografie diskriminieren. Die Zahl der Verlage, die Menschen helfen, ihre Autobiografie zu schreiben, nimmt rasant zu. Reich werden selbst diese Verlage nicht, schon gar nicht die Autoren, dennoch eigentlich eine erfreuliche Entwicklung.

Andererseits nimmt die Zahl der anonymen und halbanonymen Beerdigungen in Massengräbern auch rasant zu, auf manchen Berliner Friedhöfen bis zu 80%. Die häufigste Begründung lautet: »Wir wollen den Kindern keine Arbeit machen«. »Die vergessene Generation« (S. Bode) versinkt spurlos in Massengräbern. Das hört sich an wie ein fataler Nachhall der Apokalypse des Krieges, auch wenn alles Geschehen mehrfach determiniert sein dürfte.

Die Kinderlosigkeit (als Wunsch!) nimmt immer mehr zu. 26,3% der Männer und 14,6% der Frauen wollen keine Kinder (DIE ZEIT vom 12.01.06, S. 58). Das betrifft nun also die Kindeskinder der »vergessenen Generation«.

»Die Unfähigkeit zu trauern«, dieses wichtige Buch der Mitscherlichs, war ein moralisches und ein politisches Buch. Es fragt insbesondere nach dem trauerlosen und deshalb unglaubwürdigen Untergang der Naziideologie der Deutschen. Es fragt von einem hohen Standpunkt aus.

»Merkwürdig, wie sich die Jüngeren die Zeit kurz nach Kriegsende vorstellen«, meint Lilly Kemmler in ihrer Untersuchung der Kriegerwitwen (2004), und verweist auf die Millionen von Eltern, deren Söhne nicht wiederkamen, die Millionen Vertriebenen, die zerbombten Häuser. Trauer überall!

Inzwischen ist die Psychoanalyse menschenfreundlicher geworden: Sie kennt Trauma-Opfer, sie kennt auch ein unvalidiertes Unbewusstes, das ein Unbekanntes ist, für das unser Seelenapparat keine Verantwortung trägt. Sie kennt die Ergebnisse der Gedächtnisforschung und weiß um die soziale Eingebundenheit der Erinnerungen, sie erkennt das integrierte Selbst als Kulturprodukt an.

So muss sie die Individuen nicht mehr vor Mitscherlichs jüngstes Gericht stellen. Die Traumatologie hat der Psychoanalyse die reale Zerbrechlichkeit der Person gelehrt.

Und doch haben die Mitscherlichs heute wieder recht: Mit den Identifizierungen mit dem DDR-System, den Imprägnierungen durch das System, auch mit dem lebendigen Glauben, doch gelegentlich auf der richtigen Seite zu sein, setzt sich wieder keiner auseinander.

Dazu sind Scham und Beschämung noch zu groß. Wir waren Systemkritiker und Opfer. So kommt manchmal eine Stimmung auf, »Ja, wenn wir damals dort gewesen wären, da hätte es anders ausgesehen!« Tatsächlich: Hinterher ist man klüger.

Inzwischen ist unter Ostdeutschen das Wort »ostig« zum Schimpfwort geworden, ein Symptom für eine zunehmende selbstverachtende Verlierermentalität .

Wer verachtet wird, verachtet sich.

Dass plötzlich so viele Ostler stolz darauf sind, dass die Vorsitzenden der großen Parteien aus dem Osten kommen, bestätigt als Gegenprobe dazu den gleichen Prozess.

Den Ostdeutschen sei die »Eigeninitiative« abhanden gekommen? Wer so redet, ist einem Klischee aus dem Steinbruch Ostdeutschlands aufgesessen.

Abschließende Bemerkungen

Die im Text beschriebenen Identifikationen, z. B. in Form von invasiven Einverleibungen, quasi traumatischen »Einschüssen« von fragmentierten und apokalyptischen Erfahrungen müssen in der Analyse auftauchen, wenn alles gut geht.

Das Telescoping der Generationen schafft stringente Loyalitäten und die parentifizierende Rollenumkehr oft sadistische Über-Ich-Anteile, wie sie in den Fallvignetten beschrieben waren.

Besonders aber die große Sprachlosigkeit und die Gefühllosigkeit, die über dem ganzen Thema »Zweiter Weltkrieg« liegen, Schuld, Scham, Schande, Trauma machen nicht nur verdrängtes und abgespaltenes Unbewusstes zum pathologischen dynamischen Unbewussten, sondern es gibt auch ein Unbewusstes, das die intersubjektiven Selbstpsychologen das »unvalidierte Unbewusste« nennen. Das ist deswegen unbewusst, weil es aus einem Mangel an einem validierenden intersubjektiven Kontext nie artikuliert werden konnte. Dieses Unbewusste ist nicht gleichbedeutend mit »nicht symbolisiert«, aber von ähnlicher affektiver Gewalt.

Das erschwert die Auseinandersetzung mit sich und den inneren Objekten erheblich. Anders formuliert: Die Kinder dieser traumatisierten Kinder können die Auseinandersetzung mit ihren (inneren und äußeren) Objekten besser führen, wenn sie dieses nicht Gewusste oder die gewussten Fragmente in ein übergeordnetes bedeutungsvolles Narrativ einbinden können. Das ist fraglos eine Aufgabe der Kultur, aber nicht nur:

Es ist im analytischen Prozess oft erlösend, wenn die gehassten Eltern von den Patienten auch als Opfer und Kinder ihrer Zeit verstanden werden können und sich dann ein Zugang ergibt. Und Zugang heißt nicht: Klitterung, sondern Gelegenheit zur Auseinandersetzung mit den inneren Objekten.

Ich plädiere ausdrücklich für eine Psychoanalyse vor einem historischen Hintergrund oder wie auch Radebold sagt: Nicht nur das Psychosexuelle und Psychosoziale, sondern auch das Psychohistorische gehört in eine Psychoanalyse.

Wenn dieser Text als Antikriegsschrift gelesen wird, dann ist er richtig verstanden. Es gibt ständig Kriege auf der Welt. In Afrika und Asien werden Kinder zu Soldaten. Wir haben nachgewiesen, dass Krieg Folgeschäden über Generationen hinweg verursacht. Andererseits – das zeigen einige Fallbeispiele – gibt es Hoffnung. So entsteht auch der Auftrag an die Psychoanalyse, kriegsfördernde Prozesse zu entlarven. Sie darf sich dann nicht hinter einem angeborenen Aggressionstrieb verstecken, sondern muss den weit verbreiteten Spaltungs- und Projektionsmechanismus aufdecken. Darum bemüht sich auch dieser Text.

Literatur

Ackermann, V. (2004): Das Schweigen der Flüchtlingskinder – Psychische Folgen von Krieg, Flucht und Vertreibung bei den Deutschen nach 1945. Geschichte und Gesellschaft 30, S. 434–464.
Assmann, J. (2002): Das kulturelle Gedächtnis. München: Beck.
Baeyer, W., Ritter von (1961): Erlebnisbedingte Verfolgungsschäden. Nervenarzt 32: 34–38.
Bode, S. (2004): Die vergessene Generation. Die Kriegskinder brechen ihr Schweigen. Stuttgart (Klett-Cotta).
Erdheim, M. (2006): Parentifizierung und Trauma. In: Psychosozial 29: 21–26.
Faimberg, H. (1987): Die Ineinanderrückung (Telescoping) der Generationen. In: Jahrb. Psychoanalyse 20: 114–142.
Flacke, M. (Hg) (2005): Mythen der Nationen 1945 – Arena der Erinnerungen. DHM-Berlin.
Freud, A. (1973, dt. 1980): Die Schriften der Anna Freud. Bd. 1 Frankfurt (Fischer 1987).
Gruen, A. (2000): Der Fremde in uns. Stuttgart (Klett-Cotta).
Heidelberger-Leonard, M. J. (2004): Jean Amery – Revolte in der Resignation: Biografie. Stuttgart (Klett-Cotta).
Hirsch, M. (2005): Über Vampirismus. Psyche 59: 127–144.
Kemmler, L., J. Ermecke, D. Wältermann (2004): Kriegerwitwen. report psychologie 29: 234–244.
Krause, R. (2002): Affektpsychologische Aspekte menschlicher Destruktivität. In: Schlösser, A.-M., A. Gerlach (Hg.) Gewalt und Zivilstation. Gießen (Psychosozial-Verlag), S. 47–57.
Mitscherlich, A. u. M. (1967): Die Unfähigkeit zu trauern. Leipzig (Reclam 1990).
Müller, K.V. Zit. nach Ackermann.
Radebold, H. (2000): Abwesende Väter. Göttingen (Vandenhoeck & Ruprecht).
Ricoeur, P. (2004): Gedächtnis – Geschichte – Vergessen (dt.). München (Fink).
Roceli, A. (2001): Warum gerade jetzt? Psychosozial: 15–22.
Plog, U., B.-M. Becker (1989): Vorwort In: Totgeschwiegen 1933–1945. 2. Auflage Berlin (Edition Hentrich), S. 3–5.
Sandler, J.et al. (1988): Psychisches Trauma. Ein psychoanalytisches Konzept in Theorie – Praxis – Zusammenhang. Materialien aus dem SFI, Frankfurt Nr. 5.
Sagi-Schwarz, A. et al. (2003): Attachment and traumatic stress in female holocaust child survivors and their daughters. Am. J. Psychiatry 160: 1086–1092.
Schmidt-Kolmer, E. (1961): Leitfaden für die Erziehung in Krippen und Heimen. Berlin (Volk und Gesundheit).
Schwarberg, G. (2005): Der SS-Arzt und die Kinder vom Bullenhuser Damm. Göttingen (Steidl).

Seidler, Ch. (1989): Familiendynamik bei psychosozial fehlentwickelten Adoleszenten. Ärztliche Jugendkunde 80: 210–214.

Seidler, Ch. (2003): Lange Schatten – die Kinder der Kriegskinder kommen in die Psychoanalyse. Psychosozial 26: 73–80.

Volkan, V. D. (2000): Borderline-Psychopathologie und internationale Beziehungen. In: Kernberg, O. F. B. Dulz, U. Sachsse (Hg.): Handbuch der Borderline-Störungen. Stuttgart (Schattauer), S. 819–828.

White, O. (2005): Die Straße des Siegers. Eine Reportage aus Deutschland 1945. München (Piper).

Willems, P. (2005): Einverleibung eines invasiven Objektes. Psyche 59: 293–315.

Winnicott, D. W. (1965): Reifungsprozess und fördernde Umwelt. dt: 1974 München (Kindler).

Winnicott, D.W. (1969, 86): Berlin Walls. In: Winnicott, G, R. Shepherd, M. Davis (Hg.): Home is where we start from. New York (Norton), S. 221–227, zit. nach Volkan.

Überlegungen zur psychohistorischen Situation Ostdeutschlands

Michael J. Froese

> In der europäischen Geschichte des 20. Jahrhunderts stellt das sowjetische System nicht, wie geplant, einen Vorstoß in die Zukunft dar, sondern ist – natürlich neben dem Faschismus – eine der großen antiliberalen und antidemokratischen Reaktionen [...] Es war untrennbar mit einer grundlegenden Illusion verknüpft, deren Inhalt lange Zeit durch den Lauf der Dinge bestätigt zu werden schien, bis sie schließlich zerfiel [...]
>
> Die kommunistische Idee hat sich in den Köpfen länger erhalten als in der Realität, und im Westen länger als im Osten. So ist ihr imaginärer Werdegang geheimnisvoller als ihre reale Geschichte.
>
> (Francois Furet)

Persönliche Vorbemerkungen

Ich bin eine Nachkriegskind, geboren 1947. Emotional haben mich vier zeitgeschichtliche Themen besonders geprägt: Der *Zweite Weltkrieg*, die deutsche *Teilung*, die *Diktatur* in der DDR und die deutsche *Wiedervereinigung*. Zuerst und massiv die Nachwirkungen des *Zweiten Weltkrieges* und seiner Schrecken: Krankheit des Vaters, Gefangenschaft von Großvater und Onkel, Heimatvertreibung eines Teils der Familie und ein Flüchtlingsschicksal für uns alle. Wir lebten nahe der Westgrenze, die Teilung täglich vor Augen. Zuerst gab es über sie romantische Schmugglergeschichten und Erzählungen vom heldenhaften Überwinden russischer Posten, später dann bösere, weil immer lebensgefährlichere Schilderungen über unterschiedliche Wege der *Flucht*. Bis 1989 beschäftigte mich die Entscheidung, in der DDR zu bleiben oder in den Westen zu gehen. Die eigentlich heiße Frage der Pubertätsauseinandersetzung mit meinem Vater war, weshalb er nicht – als es noch möglich war – in den Westen gegangen war.

In diesem Jahr ist mein Vater 88-jährig gestorben. Er stammte aus Ostpreußen und seit 1945 lebte er in der DDR. Er war der Mittlere dreier

Brüder. Alle drei waren freiwillig in den Krieg gezogen und hatten das Glück, ihn zu überleben. Der Ältere geriet als Hauptmann bei der Verteidigung Königsbergs in russische Gefangenschaft. Er kam mit einem der letzten Transporte aus Russland 1956 zurück. Mein Vater entwickelte im Kessel von Tscherkassy ein schweres rheumatisches Fieber und wurde ausgeflogen, was ihm das Leben rettete. Lebenslang blieb er gehbehindert. Er hielt in der DDR trotz massivster Schwierigkeiten und Schikanen an seiner bürgerlichen Existenz als selbständiger Kaufmann fest. Die Wiedervereinigung begrüßte er wie eine gerechte und passende Heimkehr, an die er immer geglaubt hatte.

Sein jüngerer Bruder ging mit 16 Jahren zur Marine. Welche Traumen er erlebte, weiß ich nicht. Aber schon bald nach dem Krieg hatte er sich nach politischen Streitigkeiten von unserer Familie distanziert. Dieser Rückzug war schon in meiner Kindheit ein großes Rätsel, das oft sorgenvoll und ohne eine Antwort zu finden, besprochen wurde. Als ich ihn jetzt über den Tod seines Bruders informierte und ihn zur Beerdigung einladen wollte, reagierte er mit schroffer Zurückweisung: Die Zeit in der Familie sei kurz, der Krieg schwer gewesen. Danach habe man 40 Jahre in Ost und West ein getrenntes Leben geführt. Und so solle es bleiben. Irgendwann müsse Schluss sein. Ich sollte aufhören, alte Wunden aufzureißen. Dann brach er das Gespräch ab.

Ich gab nicht auf, rief seinen Sohn an. Ich versuchte, mit seiner Hilfe eine Antwort auf die Frage zu bekommen, was den Bruder selbst angesichts des Todes abhalte, seine »Distanz« aufzugeben. Aber auch er war ratlos. Er könne mit seinem Vater darüber nicht reden und verstünde es nicht. Er wisse nur, es hinge mit dem Krieg zusammen. Und dass sie sich in der Nachkriegszeit entzweit hätten. Heute blocke sein Vater jeden Gesprächsversuch ab. Und er wolle ihn schonen, denn er sei herzkrank. Meine Cousine wagte bei der Beerdigung meines Vaters eine Hypothese: Dieser Onkel hätte es seinen Eltern und den beiden älteren Brüdern übelgenommen, dass sie ihn – es musste der dritte Sohn nicht mehr in den Krieg ziehen – in ihrer unreflektierten nationalsozialistischen Verblendung beinahe verheizt hatten. Ich fand das einleuchtend. Welche Erklärung es auch immer geben mag, hier haben wir in unserer Familie eine tragische Spur, die uns der Krieg hinterlassen hat.

Dass ich *Psychoanalytiker* geworden bin, hat sehr wahrscheinlich mit diesem trostlosen Schweigen, diesem ratlosen Suchen und dem ausgrenzenden Umgang tun, den ich schon als Kind in meiner Familie erlebt habe.

Der Krieg

Johannes Bobrowski lebte in Berlin-Friedrichshagen und war ein (katholischer) Lyriker und Lektor. 1964 wurde sein Roman Levins Mühle gleichzeitig sowohl im Union-Verlag der DDR und in Frankfurt/Main veröffentlicht. Das Erscheinen eines Romans in Ost- und Westdeutschland, nur drei Jahre nach dem Mauerbau, war seinerzeit ein besonderes kulturelles, weil für beide deutschen Teilstaaten integratives Ereignis.

Das Zitat ragt aus Bobrowskis Text heraus wie ein Fremdkörper. Und merkwürdig führt der Autor die Passage ein:

> »Der fünfzehnte Satz gehört nicht in die Handlung. Wenn auch zu uns, er heißt, nicht ganz genau: Die Sünden der Väter werden heimgesucht an den Kindern bis ins dritte und vierte Glied.
>
> Da reden wir also über die Väter oder Großväter und müssten doch wissen, dass diese Väter oder Großväter ihrerseits ebenfalls Kinder sind, im dritten oder vierten oder siebenundzwanzigsten Glied. Da gibt es kein Ende, wenn wir erst anfangen, herumzusuchen. Da finden wir Schuldige über Schuldige und halten uns über sie auf und nehmen uns unterdessen vielleicht stillschweigend aus. Obwohl doch beispielsweise die ganze Geschichte hier unseretwegen erzählt wird« (1993, S. 165).

Weilnböck (2005) hat vor kurzem die interessante These vertreten, die deutsche Nachkriegsliteratur sei voller *dissoziierter Textformationen*, weil viele Autoren selbst traumatisiert oder sie als Kinder Opfer weitergegebener Traumen geworden sind. Diese These scheint mir zutreffend und macht Merkwürdigkeiten in den Texten anderer Autoren (Genazino 2005) auf neue Weise verständlich. In der Literatur mag das Dissoziative künstlerische Formen ermöglichen. In der Psychoanalyse bemühen wir uns um deren »Bearbeitung« mit Hilfe der heilenden Wirkung von Assoziationen. Bobrowski, der sich bis dahin lediglich als Lyriker geäußert hatte, versah seinen Roman mit dem Untertitel »34 Sätze über meinen Großvater«. Die Zahl 34 war indes symbolisch gemeint. Es ging ihm um die unsägliche Wirkung der väterlichen Sünden bis in die 3. und 4. Generation.

Ich möchte an dieser Stelle an das *Maikäfer-Lied* erinnern. Dieses Lied war bis vor kurzem wohl das bekannteste Kinderlied in Deutschland, jedenfalls in meiner Generation. Wir haben es als Kinder hunderte Male gesungen. Immer war es für mich etwas merkwürdig. Eine leichte Melodie mit einem hierzu nicht passenden, schweren Text. Ein Kind besingt in einer verheißungsvollen Jahreszeit, dem Frühlingsmonat Mai, wenn nicht den Verlust, so doch wenigstens die Abwesenheit beider Eltern. *Vater* im *Krieg*, *Mutter* auch nicht da. Aber wo ist sie? In Pommerland, das aber sei zerstört, *abgebrannt*. Ein Waisenkind, das nahe am Verrückt-Sein, dieses Lied singt, leicht und ohne Schmerz? Welche Dissoziation in einem der bekanntesten deutschen Kinderlieder!?

Irgendwann fragte ich mich, aus welcher Zeit es wohl stamme und hatte vage das 19. Jahrhundert im Blick. Vermutlich stammt es aus dem 30-jährigen Krieg. Damals gehörte *Pommerland* zu Schweden und reichte von Greifswald bis Danzig. Hat sich im Maikäferlied die Erinnerung an ein *Urtrauma* unseres Volkes erhalten, als welches der 30-jährige Krieg gesehen wird? Müssen wir nicht nur 3–4 Generationen zurückgehen, um unser Heute besser zu verstehen, sondern 300 Jahre? Jedenfalls gehörte für die allermeisten Generationen vor uns der *Krieg* zum Alltag und lange galt er als der *Vater aller Dinge*.

Eine traumaspezifische Perspektive – unmittelbare Kriegsfolgen

Besonders wenig Raum in der öffentlichen Diskussion der Folgen des Zweiten Weltkrieges haben die kriegsbedingten Traumatisierungen in Ostdeutschland eingenommen. In den medialen Präsentationen überwiegen eindeutig historische und sozialpsychologische Darstellungen, die aus der Perspektive Westdeutscher stammen. Hier gibt es sowohl eine längere Tradition im diesbezüglichen historischen Diskurs, entsprechende institutionelle Voraussetzungen, als auch Forschungsressourcen, mit denen Material und Ergebnisse zur Verfügung gestellt werden konnten. All diese Faktoren sind in Ostdeutschland bisher kaum vorhanden.

Bezogen auf die Kriegsfolgen in Westdeutschland fand Marianne Leuzinger-Bohleber *Langzeittraumatisierungen bei ca. 1/3 der Kriegskinder*. Ein Drittel der Kinder hat die Kriegsereignisse unbeschadet überstanden und bei einem weiteren Drittel sind keine direkt traumatisierenden Wirkungen nachzuweisen (2005).

Dabei besitzt für Kinder im Krieg die Beziehung zum Primärobjekt eine besondere, schützende *Funktion* vor einer möglichen Traumatisierung. So beobachtete Anna Freud während des 1939/40 stattfindenden, in England *Blitz* genannten, mehrmonatigen, fast täglichen deutschen Bombardements von London bei Kleinkindern: Wichtig, ob ein Kind traumatisiert wurde, war nicht die absolute Stärke des Ereignisses, sondern die Reaktion seiner zentralen Bezugsperson. Konnte die Mutter eines Kindes Ruhe bewahren, blieb es das Kind; wurde die Mutter panisch, reagierte auch das Kind entsprechend ängstlich (Freud u. Burlingham 1982).

Der Formen möglicher Traumatisierungen durch den Krieg sind vielfältig. Kogan (2006) hat darauf hingewiesen, dass zu den *elementaren* seelischen *Verletzungen* der Kinder die narzisstische Wunde gehört, zu realisieren, die eigenen Eltern haben überhaupt an einem Krieg *teilgenommen* und damit *in irgendeiner Form Schuld* auf sich geladen. Damit verändere sich das Ich-Ideal der Kinder in Richtung eines notwendigen Verlusts an Unschuld. Bohleber (2006) verweist auf die *Kompromittierung* der *Überich/Ich-Ideal-Relation durch den Krieg* bei den betroffenen Kindern. Er berichtet von einer *Spaltung des Vaterbildes* bei den Kriegskindern: in den *idealisierten Vater der Frühzeit* und den *kompromittierten Vater* der späteren Jahre.

Weitere Abwehrmechanismen auf Kriegserlebnisse wie Bombardierungen, Flucht, Gefangenschaft u.a. sind beschrieben worden (Radebold 2006): *Generalisierung*, d.h. alle haben *es* erlebt, was eine Spaltung von Inhalt und Affekt erlaubt; *gestörtes Familienklima*, mit einer Sehnsucht nach einer heilen, verwöhnenden Atmosphäre; *symbiotische Mutterbindungen* bzw. frühzeitige *Parentifizierungen* von Jungen und Mädchen mit je geschlechtsspezifischen Auswirkungen. Radebold (2000) hatte schon vor einiger Zeit die *Bedeutung der abwesenden Väter* für die Erziehung nahezu einer ganzen Generation beschrieben. Viele Kinder mussten völlig ohne ihren (gefallenen) Vater aufwachsen. Ihnen wurde das innere Bild vom Vater durch ihre Mütter vermittelt. Es gab *harte*, *mächtige*, es gab aber auch die *grauen*, *überarbeiteten*, *überforderten Mütter*. Diejenigen *Väter*, die zurückkamen, kapselten sich innerlich oft ab; sie waren anwesend und sie waren es oft auch zugleich nicht (2006).

Die *Kriegskinder* sorgten in breitem Maße für ihre, durch Kriegsbelastung, Ausbombung, Verlust von Vätern, Brüdern, Familienangehörigen, Vertreibung, Flucht oder Vergewaltigung emotional erstarrten Mütter. Im Falle von Töchtern konnten depressive Mütter ihre *Töchter* vor Gewalt und sexuellen Übergriffen nicht schützen. Weiterhin war für Mädchen das abrupte Weggegeben – oder Getrennt–Worden-Sein traumatisch. Für *Söhne* bestand oft das Problem, dass sie zumeist lange mit der Mutter allein waren, Partnerersatzfunktion übernahmen und auch über Ersatzväter nur unzureichend von den Müttern abgelöst sind. Später berichteten diese Söhne gehäuft Ehekrisen, Affären und Trennungswünsche.

Kinder, die wiederholt traumatisiert wurden, entwickelten *Persönlichkeitsstörungen*. Bei ihnen finden sich anhaltende *Amnesien* bezogen auf Zeiten, in denen sich traumatische Ereignisse abgespielt haben. Diese sind als unbewusste Versuche zu verstehen, eine Langzeitanpassung an die traumatischen Ereignisse zu erreichen. Indem man sich nicht an die situativen Umstände des Traumas erinnert, vermeidet man mit dem traumatischen *reminder* oder dem *Introjekt* in Kontakt zu geraten und hiermit die Gefahr einer Retraumatisierung heraufzubeschwören.

Der Anteil spontan in psychotherapeutischen Situationen berichteter Kriegstraumatisierungen ist bisher relativ niedrig gewesen. Das mag mit der geringen öffentlichen Würdigung zusammenhängen, die Kriegsfolgen in der Vergangenheit erfuhren. Christoph Seidler (2006) findet unter den 100 von ihm untersuchten Patienten des Ostberliner Psychoanalytischen Instituts 8 Kriegskinder, macht aber keine Angaben darüber, wie viele von ihnen kriegstraumatisiert sind. Der Anteil transgenerationell weitergegebener Traumatisierungen ist aus verständlichen Gründen noch schwerer zu beziffern. Da das Trauma nicht selbst erlebt wurde, nur bestimmte unverarbeitete Aspekte der Traumatisierung weitergereicht werden, müssen deren Ursachen innerhalb der therapeutischen Situation erst erschlossen werden. Viel häufiger ist das *Flüchtlingsschicksal* unter seinen Psychotherapie-Patienten: 57 von den genannten 100 Patienten besitzen ein *Vertriebenen- bzw. Flüchtlingsschicksal!*

Nicht selten kommt es in den Therapien oder den Anamnesegesprächen zu *spontanen Berichten* von *Symptomen von Kriegstraumatisierungen*. Leuzinger-Bohleber berichtet von »unerwartet vielen Patienten«, die in den 80er Jahren in der Bundesrepublik eine analytische Behandlung machten und dort Kriegsereignisse einbrachten. Eine ähnliche Beobachtung kann ich aus ostdeutscher Sicht bestätigen. Während der Vorwendezeit, in der allgemeinen Aufbruchstimmung, die mit einer deutlichen Emotionalisierung verbunden war, d.h. wo über Zeitungen, Rundfunk, Diskussionsveranstaltungen u.ä. in öffentlichen Räumen Platz für persönliche Erlebnisse, Gefühle und Verletzungen entstanden war, sah ich bewusst das erste Mal einen nachkriegs-traumatisierten Patienten, der sich auch als solchen definierte.

Als 16-Jähriger war er nach einem Streit mit einem Hausmeister, von diesem als politisch verdächtigt bei den Russen denunziert worden. Er wurde verhaftet und bekam ohne Prozess eine mehrjährige Zuchthausstrafe in Bautzen. Dort wäre er fast gestorben, hätte sich nicht eine russische Ärztin sehr um ihn gekümmert. Die öffentliche Stimmung der Vorwendezeit hatte offenbar sowohl seine Traumatisierung aktiviert und in ihm die Hoffnung geweckt, mit Hilfe einer Psychotherapie Linderung seiner Beschwerden, die von einer Wiederbelebung seines Traumas stammten, zu finden. Ich fühlte mich seinerzeit von der Schwere der massiven Traumatisierung tief berührt und versuchte, ihm zu helfen. Mit einer Kombination von aufdeckenden Gesprächen und dem Vermitteln eines Entspannungsverfahrens versuchte ich, ihn zu stützen und zu stabilisieren. Für mich blieb aber das Gefühl, die eigentlich traumatischen Ereignisse, nicht aufgearbeitet zu haben. Als ich nach Jahren analytischer Weiterbildung Mitte der 90er Jahre mit dem Angebot auf ihn zuging, den Prozess noch einmal in einer Analyse aufzugreifen, lehnte er ab. Die Behandlung hätte ihm damals geholfen, jetzt sei es seine existentielle Situation, die ihm Schwierigkeiten machte. Aber die bekäme er hoffentlich ohne meine Hilfe in den Griff.

Mittelbare Kriegsfolgen: Weitergegebene Traumata

Sigmund Freud prägte 1923 in seiner Schrift »Das Ich und das Es«, als er sich mit dem Charakter der negativen therapeutischen Reaktion und der Rolle des unbewussten Schuldgefühls beschäftigte, den Begriff des *entlehnten Schuldgefühls.* Hiermit wird erstmals in der psychoanalytischen Literatur eine Idee zur Weitergabe unbewusster affektbeladener Inhalte von einer Generation zur anderen beschrieben. Ich möchte Freuds Begriff der *Entlehnung* folgen, wenn ich von weitergegebenem traumatischen Material spreche, um den Aspekt der Aneignung zu betonen, der notwendig ist, um traumatische Zustände bzw. Introjekte zu übernehmen und als psychische Repräsentanzen zu bewahren. Volkan hat mit dem Konzept des *gewählten Traumas* einen ähnlichen Weg beschritten (1999).

Anhand von *Extremtraumatisierungen* sind wichtige *Besonderheiten der transgenerativen Weitergabe* beschrieben worden. Autorinnen wie Kestenberg, Kogan und Faimberg haben wichtige Aspekte dieser Transmissionen in Holocaustfamilien dargestellt. Dabei beobachtete man, dass Kinder von ihren traumatisierten Eltern gebraucht wurden, um sich von ihrem Übermaß an Trauer und Aggression projektiv zu entlasten. In den betroffenen Familien kam es sehr häufig zur Herausbildung *symbiotischer Beziehungsmuster, zu Parentifizierungen* und zu einem *Ineinanderrücken der Generationen.* Ablösungsversuche der Kinder in diesen Familien stellten Bedrohungen des familiären Gleichgewichts dar. Trennungsaktivitäten konnten alte *Vernichtungsängste* der Eltern mobilisieren und zu heftigen Abwehrreaktionen führen.

Mittlerweile sind weitere *Besonderheiten der unbewussten Weitergabe* bzw. der *Entlehnung* traumatischer Introjekte durch extremtraumarisierende Man-Made-Desasters beschrieben worden (Bohleber 2000): Nicht nur die Kinder von Betroffenen werden hochgradig beeinflusst, sondern auch die Gesellschaft als Ganzes, ihre Repräsentanzen im Gedächtnis der gesamten Großgruppe. Von herausragender Bedeutung zum Verständnis transgenerationeller unbewusster familiärer Prozesse jedoch ist das *Konzept des Ineinanderrückens der Generationen.* Faimberg (2005) betont wie Freud, dass es sich dabei um eine besondere Form eines *Identifikationsprozesses* handelt:

1. Diese Identifikationen sind *abgespalten*, deshalb können sie vom Analytiker nicht gehört werden.
2. Sie können in bestimmten Schlüsselmomenten der Übertragung aufgespürt werden.
3. Die Identifikationen werden durch die Entdeckung einer geheimen Geschichte für den Analytiker hörbar.
4. [...] das Objekt der Identifikation an sich ist ein *historisches* Objekt. Insofern [...] beinhalten diese Identifikation in ihrer Struktur grundlegende Elemente der Geschichte des Objekts. Die Identifikationen haben eine Ursache, eine Auftrittswahrscheinlichkeit und sind eben nicht nur einfache initiale Daten, die keine weitere Erklärung erfordern.
5. Ein Verständnis der *Geschichte dieser Identifikationen* macht sie bedeutsamer und hörbarer.
6. Wenn Identifikationen [...], nicht zur Generation des Patienten gehören, spreche ich von *abgespaltenen* oder *entfremdeten Identifikationen.*
7. Diese *Verdichtung* dreier Generationen ist es, was ich *Telescoping of the Generations* nenne [...] (2005, 8f. Übersetzung M.F.).

Ein weiteres von Faimberg beschriebenes Phänomen bezieht sich auf die *Präsenz* des *traumatischen Objekts*: Durch die Intrusion kommt es zu einer inneren *Leere* in der Person einerseits und einer *exzessiven Präsenz* des

Objektes andererseits. Diese Zustände kennen wir von vielen traumatisierten Patienten.

Seidler hat in einem Beitrag »Lange Schatten – Die Kriegskinder kommen in die Psychoanalyse« (2003) verschiedene *Formen der Weitergabe* beschrieben, die er an ostdeutschen Patienten beobachtet hat: *Tabus, die zu Introjekten werden*; die *narzisstische Dysregulation* oder *pathologische Normalität*. Die Tatsache dass es die unbewussten Weitergabe oder – wie Freud sagt – *Entlehnung* unbewussten Materials von einer Generation zur anderen gibt, bedeutet nun allerdings nicht die Existenz eines *neuen Königsweges* zur Erfassung traumatischer Erlebnisse. Es ist eine klinisch nicht gerade einfache Aufgabe, ein transgenerationelles Trauma zu diagnostizieren. Denn wenn es stimmt, dass traumatische Erlebnisse nicht mentalisiert werden, können die traumatisierten Personen ledig traumatische Affektzustände beschreiben und Deckerinnerungen präsentieren (vgl. Bohleber 2000). Es bleibt die Aufgabe für den Analytiker, das vermutete Trauma in seiner konkreten Erscheinungsform gemeinsam mit dem Patienten herauszuarbeiten.

Wie komplex die Verhältnisse hierbei sind, und wie vorsichtig man sein muss, will man dem Patienten gerecht werden, zeigt sich anhand der beiden folgenden Beispiele: Zur Erläuterung des Weitergabe-Mechanismus *Wie Tabus zu Introjekten werden* beschreibt Seidler (2006) das Schicksal der Patientin Wera. Dabei zeigt sich, wie der Autor – in dem er der psychohistorische Perspektive folgt – zeitweise selbst in den dissoziierenden Sog des Traumas gerät. Später wird er dann feststellen, dass die traumatisierenden Umstände doch andere, als zunächst angenommen, sind. Die Patientin spaltet massiv in ihren Beziehungen. In ihrer Partnerbeziehung »toleriert« sie zum wiederholten Male eine Geliebte. Zugleich hat sie seit Jahren ihre Sexualität »abgeschaltet«. Seidler vermutet nun zunächst das weitergegebene Trauma sei die Vergewaltig ihrer Mutter unmittelbar nach Kriegsende durch die Russen. Im Text heißt es dazu: »Es geht offenkundig um die Vergewaltigungen, die die Rote Armee am Kriegsende zelebriert hat und das ist wohl das barbarischste, archaischste und demütigendste und am meisten schambetonte Siegerritual […]«

Erst später erfahren wir, dass es anders war. Wera hatte eine Tante zum Reden gebracht und von dieser gehört: »Es waren nicht die Russen, es war der Stiefgroßvater, der die Mutter missbraucht hat. Die geliebte Großmutter muss es gewusst haben, aber dieser Mann war für den Bauernhof überlebenswichtig. Diese Mitteilung erschütterte die Pat. so schwer, dass sie in die Psychiatrie eingeliefert werden musste« (Seidler 2006). Der Verdacht des Autors ging also in die später bestätigte Richtung einer sexuellen Traumatisierung. Aber in seiner Suchbewegung geriet er in Gefahr, dem Faszinosum des historischen Traumas Vergewaltigung durch die Russen vorschnell aufzusitzen.

Ein zweites Beispiel. 2005 wurde eine Studie zur transgenerativen Weitergabe von Kriegstraumatisierungen am Beispiel des *Hamburger Feuersturms* begonnen (Wiegand-Grefe 2005, mündliche Mitteilung). Aufgrund des allgemeinen Interesses für den 60. Jahrestag des Kriegsendes in der Öffentlichkeit war es für die Initiatoren der Studie keine besondere Schwierigkeit, Zeitzeugen zu finden, die das Ereignis miterlebt und an ihre Kinder hätten weitergeben können.

Eine Frau erlebte als 9-Jährige die Bombenangriffe. Sie beschrieb in dem, von den Kollegen geschilderten Interview, auf die Frage nach der schlimmsten Erinnerung an den Feuersturm, eine besondere Szene aus dieser Nacht: Sie habe mit ihrer kleinen Schwester auf einem Treppenabsatz gelegen, sich und die Schwester mit dem Mantel des Vaters zugedeckt, ständig Licht, Hitze, Lärm und Feuer um sich herum. Und immer wieder habe eine Tür geklappt. Sie hätte es – sie wisse bis heute nicht, wie – geschafft, sich und die Schwester zu retten. Am Morgen wären Nachbarn gekommen und hätten sie gefunden und herausgeholt.

Wie nebenher ergänzt sie, dass das eigentlich schlimme Erlebnis dieser Zeit die Inhaftierung des Vaters war. Dessen Teilnahme am Widerstand war herausgekommen. Mitten in der kalten Nacht sei die Gestapo gekommen, hätte an die Tür geschlagen. In kürzester Zeit wurde der Vater rüde abgeführt. Sie konnte gerade noch sehen, wie er ohne Mantel von mehreren höhnisch lachenden Männern wie bei einem Spießrutenlauf die grell erleuchtete Treppe heruntergestoßen wurde. Schließlich sah sie ihn auf eben dem Absatz liegen, auf welchem es dem Mädchen jetzt gelang – mit dem Mantel des Vaters –, ihre kleine Schwester zu retten.

Historisches Ereignis und persönliches Trauma

Die Erzählung über das dramatische und potentiell traumatisierende Ereignis enthält auch in dem zweiten Beispiel das eigentliche Trauma in noch verdeckter Form. Wenn die Frau von ihrem Überleben einer dramatischen Bombennacht und der Rettung ihrer kleinen Schwester mit dem Mantel des Vaters spricht, wird nur implizit deutlich, dass es sich hierbei offenbar erst um den *situativen Rahmen des Traumas* handelt. Ihre Tat, mit dem Mantel des Vaters sich und die Schwester gerettet zu haben, verweist auf das eigentlich Katastrophische, die Gefühle von Verlust, Hilflosigkeit, Überwältigung und Ohnmacht als der Vater abgeholt worden war. Durch ihren Bericht wird deutlich, wie das historische Ereignis, das inzwischen öffentliche Würdigung erfährt, eine *Türöffner-Funktion* besitzt. Jetzt kann die Frau sich einer seelischen Wunde, einem Trauma nähern. Ähnlich war es im ersten Beispiel. Der Analytiker vermutet als Hintergrund einer dissoziativen Spaltung innerhalb der Partnerschaft seiner Patientin eine Kriegs-Vergewaltigung. Diese bewahrheitet sich zwar nicht, aber der Verdacht eines sexuellen Traumas lässt sich erhärten. Unter den widrigen Umständen der Nachkriegszeit waren inzestuösen Bedingungen in Familie begünstigt.

Es kommt also bei der Verwendung der psychohistorischen Perspektive offensichtlich darauf an, nicht vorschnell dem *Faszinosum des Traumas* zu erliegen und anzunehmen, ein aus heutiger Perspektive verletzendes Ereignis müsse zwangsläufig eine traumatische Reaktion ausgelöst haben. Ohne daran zu denken, dass die Vulnerabilität der prätraumatischen Persönlichkeit des später Traumatisierten, sowie andere Faktoren, wie die *psychosozialen Anpassungsprozesse* eine wichtige Rolle bei der tatsächlichen Traumaentstehung spielen dürften.

Auf jeden Fall kommt aber den psychohistorisch relevanten Ereignissen eine *wichtige Suchfunktion* zu, die allerdings sorgfältig überprüft werden will. Darüber hinaus müssen wir mit der Übertragung von Ergebnissen, die an Extremtraumatisierten gewonnen wurden, auf Traumata geringerer Intensität und kumulativer Art vorsichtig sein. Es erscheint immer wieder verlockend, anzunehmen, mit dem Trauma eine vergleichsweise einfache Erklärung für eine möglicherweise kompliziertere psychische Strukturbildung gefunden zu haben!

Die *behandlungstechnischen Empfehlungen* für transgenerationell Traumatisierte gehen sämtlich in die Richtung, die *Hier-und-Jetzt-Deutungen* der Übertragungsdynamik durch *rekonstruktive Deutungen* der traumatischen Situation zu ergänzen. Sonst bestehe die Gefahr des Übergehens des Traumas und einer möglichen Retraumatisierung innerhalb der Therapie. Es komme darauf an, an sensiblen Stellen unter Einbeziehung der gefundenen historisch wichtigen Details, rekonstruktive Deutungen zu wagen. Diese haben das Ziel, das Trauma und seine *sekundäre Verarbeitungsformen aufzudecken* (unbewusste Fantasien, Bestrafungstendenzen, Schuldgefühle).

Heinz Weiß hat in einer aktuellen Arbeit (2005) darauf hingewiesen, dass traumatisierten Patienten meist ein *innerer Raum* fehlt. Dieser innere Raum stellt aber die Vorraussetzung dafür dar, dass sie sich überhaupt mit Emotion und Bedeutung erinnern können. Diese Perspektive ergänzt die Sichtweise der Gruppe um Target und Fonagy, die sich um die Notwendigkeit der besonderen Förderung von Mentalisierungsprozessen während der Behandlung Traumatisierter verdient gemacht haben (Fonagy 2002). Übertragungsdeutungen im Hier und Jetzt schaffen demnach erst den Raum, der für die Verwendung rekonstruktiver Deutungen eine *Voraussetzung* darstellen. Weiß zitiert Lacan, der einmal sagte: »Man wird nämlich nicht gesund, weil man sich erinnert. Man erinnert sich, weil man gesund wird!«

Zur Diktatur in der DDR

Will man heute Gemeinsamkeiten und Unterschiede zwischen den *Mentalitäten* von *Ost und West* besser verstehen, so sei daran erinnert, dass sich in Ostdeutschland diktatorische Momente von 12 Jahren Naziherrschaft und 40 Jahren SED-Regime addierten. Die Ostdeutschen hatten deutlich mehr als ein halbes Jahrhundert unter anti-demokratischen ideologischen Einflüssen und politischen Verhältnissen zu leben. Wir fangen erst heute an, zu verstehen, welche weitreichenden psychischen Folgen diese Formen staatlich sanktionierter Gewalt hinterlassen haben. Denn bereits vor dem Krieg war die deutsche Bevölkerung durch die nationalsozialistische Herrschaft massiver Unterdrückung und Bedrohung ausgesetzt. Nahm die Brutalisierung im Dritten Reich mit dem Krieg und zu seinem Ende hin kontinuierlich zu, verlief die Entwicklung in der DDR umgekehrt: Während der 40 Jahre, die es die DDR gab, gingen die Schärfe des Machtmissbrauchs und der Unterdrückung bis 1989 tendenziell zurück. Mit der Tendenz der nachlassenden Unterdrückung, insbesondere ab Mitte der 80er Jahre, wuchsen zugleich Tendenzen, sich zu widersetzen und gegen die SED Herrschaft aufzubegehren.

Herrschte in der unmittelbaren *Nachkriegszeit* noch die Brutalität des politischen Arms der russischen Besatzer, so kam es mit dem *17. Juni 1953* zu einem ersten Höhepunkt in den spontanen Auseinandersetzungen um die politische Verhältnisse in der DDR. Es folgte eine Phase relativ brutaler, von stalinistischen Methoden geprägten, Repression. Nach Stalins Tod 1956 nahm die Gewaltsamkeit der Verfolgung Andersdenkender ab; die DDR-Führung bemühte sich zunehmend um Errichtung und Einhaltung »sozialistisch-demokratischer« Umgangsformen. In welch paranoider Weise diese aber bis 1989 lediglich proklamiert, immer durch eine allgegenwärtige Kontrollinstanz der Staatssicherheit unterhöhlt waren, wussten wir. Heute besitzen wir aber, dank der in der Birthler-Behörde gesammelten, historisch einmaligen Dokumente, eine Vielzahl von Fakten über die konkreten Erscheinungsformen dieser sozialistischen Diktatur.

Erst Mitte der 80er Jahre kam es unter dem Einfluss Gorbatschows zu originären Veränderungen in der DDR. Glasnost (*Offenheit*) und Perestroika (*Umgestaltung*) wurden zu *den* bedeutsamen Hoffnungsfaktoren für uns politisch nicht mit der SED-Führung Identifizierte Ostdeutsche. Mit diesen Identifizierungen begann ein Prozess, der die Machtstrukturen untergrub, die 1989 in erstaunlich rasanter und totaler Weise kollabierten.

Ich möchte hierzu aus psychoanalytischer Perspektive zunächst zwei Einflussgrößen ansprechen, die *Rolle der Autorität* und die *Bedeutung des Kollektivs.*

Die erste und wohl von dem Gehalt an potentieller Gewalt am stärksten wirksame Einflussgröße auf den Einzelnen in einer autoritär organisierten Gesellschaft besteht in seiner *Beziehung zur Macht, zur Autorität*. Ähnlich wie unter den Nationalsozialisten versuchten die Kommunisten den vermuteten Gefahren der Demokratisierung durch die Stärkung der (staatlich legitimierten) Macht und ihrer Repräsentanten entgegenzutreten. Auf der psychischen Ebene führte das zu einer Produktion und anhaltenden Weitergabe von *sado-masochistischen Beziehungsverhältnissen und Introjekten*, die insbesondere in kollektiven oder individuellen regressiven Zuständen mobilisiert werden konnten. Diese zentrale, die autoritäre Herrschaftsform abbildende Objektbeziehung, ist natürlich auf unterschiedliche Weise in den Familien behandelt, variiert und kompensiert worden.

Als psychologischer Kern dieser *Machtfigur* kann eine *gespaltene sado-masochistische Objektbeziehung* angesehen werden: Es gibt die Teilung der

Beziehung in einen *»bösen« Vater*, der im Kern seines Handelns den Sohn *sadistisch verfolgt*, der hasst, der bestraft und unter Umständen des Sich-Wehrens des Sohnes oder des Gegenangriffs auch tötet. Unterwirft sich der Sohn in machtrelevanten Fragen, muss der väterliche Sadismus nicht mobilisiert werden. Dann gibt es den »*guten Vater*«, den freundlichen, den nachsichtigen, den liebevollen Vater.

Die *Orientierung am anderen Teil Deutschlands* war ohnehin ein *Bestandteil* der bewussten, mehr vielleicht noch *der unbewussten Identität vieler Ostdeutscher.* Anders als im Nationalsozialismus, in dem mehr Menschen in eindeutigerer Weise mit dem politischen System identifiziert waren, gab es in der DDR immer eine gewissen Doppelmoral in breiten Kreisen der Bevölkerung. Diese war bedingt durch die historische Situation der Teilung, die geografischen Lage der unmittelbaren Nachbarschaft und die gute mediale Erreichbarkeit für Nachrichten begünstigte. Selbst die politische Programmatik der SED war immer eine des Sich-Abgrenzens vom anderen Deutschland. So entwickelte sich eine stabile, gespaltene politische Moral, ohne die der spätere Zusammenbruch des gesamten sozialistischen Systems nicht verständlich ist.

Ein zweites psychohistorisch prägendes Charakteristikum bezieht sich auf die Wirkung des *Kollektiven*, das sich grundlegend auf das Identitätsverständnis der Ostdeutschen ausgewirkt hat. Die DDR war eine autoritär geprägte, kollektiv ausgerichtete Gesellschaft. *Erziehung* sollte – wie im Nationalsozialismus – *durch die Gemeinschaft* erfolgen. Dieses war sowohl im »Dritten Reich« als auch in der DDR ein zentraler Wert.

Folglich ist das Selbstverständnis der Ostdeutschen, wie in anderen traditionellen Gesellschaften, nicht primär subjektiv definiert, sondern bezieht sich auf einen *Wir-Kontext*.

Olaf G. Klein (2001) hat sehr detailliert beschrieben, wie sich West- und Ostdeutsche auf der Ebene der alltäglichen Interaktion unterscheiden. Westdeutsche beispielsweise präsentieren sich gern und mit großer Selbstverständlichkeit in der Begegnung mit Anderen als individuell anders, eigen, d.h. sie sind gewohnt, ihre persönlichen Besonderheiten im Gegensatz dem Gegenüber zu betonen (negativ auch als *Selbstdarstellung* beschrieben). Dagegen versuchen Ostdeutsche unbewusst gerade die Gemeinsamkeiten mit dem Anderen zu finden, sich auf etwas Gemeinsames beziehen zu können und so einem *Wir-Gefühl* eine Interaktion beginnen und gestalten zu können. Hier zeigen sich deutlich Folgen einer je individualistisch bzw.

kollektiv geprägten Sozialisation. Entsprechend bedeutsam sind *Schamreaktionen* für die meisten Ostdeutschen in Situationen, in welchen sie von der vermuteten sozialen Norm oder dem angenommenen Konsens abzuweichen drohen.

Traumatisierungen in Ostdeutschland

Unter *traumaspezifischer Perspektive* kann man für die ehemalige DDR auf der einen Seite die Wirkung konkreter *politisch-historischer Ereignisse* wie etwa den 17. Juni 1953, den Aufstand in Ungarn 1956, den Mauerbau 1961, den militärischen Einmarsch in die CSSR 1968, die polnische Gewerkschaftsbewegung 1980, die »Wende« 89 oder die Wiedervereinigung 1990 betrachten. Diese im Kern politischen Ereignisse stellten natürlich sämtlich Widerstandsaktivitäten, Befreiungsversuche bzw. Aktivitäten zu deren Unterdrückung dar, die für den jeweiligen Menschen in der DDR den psychodynamischen Charakter von Versuchungs-/Versagungssituationen oder eines psychohistorisch bedingten Traumas annehmen konnten.

Darüber hinaus gab es solche *Faktoren*, die *systemimmanent*, alltäglich und damit ubiquitär gewirkt haben. Zu den letzteren Bedingungen gehören vor allem die *Stasi-Kontrolle*, die *Beschränkungen* der Meinungs-, Medien- und Reisefreiheit, die *Einschränkungen* und *Pervertierungen* des Rechts- und Justizsystems.

Anhand dreier *psychohistorischer »Tradierungslinien«* möchte ich zeigen, wie es auf der kollektiven Ebene für die ehemaligen DDR-Bürger zu einer Förderung unbewusster intergenerationeller Entlehnungs- und Identifikationsprozesse gekommen sein kann.

1. Die Bespitzelung durch die Staatssicherheit setzte die Tradition des KGB bzw. der Gestapo fort, durch eine *Atmosphäre von Angst* und allgegenwärtige *Kontrolle* abweichende Meinungen und Widerstand zeitnah zu erfahren, um Andersdenkende isolieren und bestrafen zu können. Besonders in den stalinistisch geprägten Nachkriegsjahren bis Mitte der 50er Jahre unterschieden sich die Umgangsformen der Sicherheitsdienste nicht in ihrer Brutalität. Obwohl diese dann tendenziell abnahm, war sie immerhin noch im Herbst 89 so ausreichend vorhanden, dass erst ein Einlenken von Gorbatschow den friedlichen Verlauf der Revolution ermöglichte.

Welche Folgen diese Art staatlich sanktionierter Gewalt für die einzelnen Menschen hatte, ist in seinen Ausmaßen erst ansatzweise verstanden. Jedenfalls führte diese angstvolle Atmosphäre dazu, dass man die politischen Spielregeln und die persönlichen Freiheitsgrade kannte. Von Egon Bahr stammt das Wort, *die Mauer sei nicht für ein Volk von schlechten Kletterern gebaut worden*! Man wusste also, mit welchen Handlungen man welche Grenzen übertrat und sich Ärger mit der Obrigkeit einhandelte. Es gab also für uns Ostdeutsche die *Erfahrung von Kontrolle, Willkür, Ohnmacht, potentieller Verfolgung,* zum Teil sogar von *Vernichtungsangst*, insbesondere wenn man die bestehenden Loyalitätsgrenzen übertrat. Es gab aber parallel dazu das klare Bewusstsein darüber, wo sich Grenzen befanden, die man respektieren oder übertreten konnte.

2. In der ehemaligen DDR hat sich die *Erfahrung des politischen Umbruchs*, wie er in Deutschland nach dem Krieg stattfand, mit »Wende« und *Wiedervereinigung* wiederholt. Nach 1945 war nicht nur der Nationalsozialismus geschlagen; die Männer, die für ihn in den Krieg gezogen waren, sofern sie überlebten, waren es auch. In Ostdeutschland kam 1989 wiederum eine Entwertung der Machthaber zustande. Diese *doppelte Umbruchsituation,* bezogen auf die radikale Umbewertung von Grundüberzeugungen innerhalb breiterer Schichten der Bevölkerung, prägt die Biografie nicht weniger Ostdeutscher.

Ein Teil der Kriegskinder, besonders aber die Untergruppe der politisch Identifizierten, ist direkt von dieser *doppelten Entwertung* betroffen. Bei einem bestimmten Teil dieser Gruppe kann davon ausgegangen werden, dass diese politischen Umbrüche traumatisierend gewirkt haben. Insgesamt folgt aus dieser doppelten Entwertung der Autoritätsinstanzen in Deutschland ein schwieriges, unsicheres und *widersprüchliches Verhältnis zur gesunden Autorität.*

Für Ostdeutschland muss darüber hinaus betont werden, dass eine *Generationenauseinandersetzung*, wie sie 68 in mehreren Ländern der westlichen Welt und in den alten Bundesländern stattfand, *nicht* gab. Stattdessen kam es in der DDR zu einem *Zusammenrücken der Generationen* gegenüber der als feindlich erlebten Besatzungsmacht und den von ihnen eingesetzten und geduldeten SED-Machthabern, Funktionären und Begünstigten. Annette Simon hat die stark *familialisierte Kultur* in der DDR als einen weiteren

Grund beschrieben, der die Generationenauseinandersetzung behindert hat (Simon 2001).

3. Mit der *Wiedervereinigung* verloren die Ostdeutschen ihre alten Existenzbedingungen. Es wiederholte sich eine Situation, die mit der Nachkriegszeit Ähnlichkeit aufweist. Menschen wurden – wie damals die Flüchtlinge – zu »Fremden im eigenen Land« (Simon u. Faktor 2000). Eine Entwurzelung von ehemals gesicherten Arbeits-, Wohn-, und Beziehungsverhältnissen fand statt, Identitäten brachen zusammen. Biografien vor allem von *»älteren«*, d.h. über 40-jähriger Menschen, verloren Sinn und Bedeutung. Die Metapher vom *Ostdeutschen als Minenhund der Modernisierung in Deutschland* (Lothar Späth) machte die Runde; zeigt sie doch die Besonderheit einer nach der Befreiung aus politischer Diktatur und großen Hoffnungen beim Eintritt in die Demokratie aufkommenden tiefen *Verbitterung* speziell bei so genannten *Wendeverlierern* und manchem *Mitläufer.* So erinnert diese Situation an die Lage der Flüchtlinge nach dem verlorenen Krieg.

Anpassung und Widerstand

Unter dem Blickwinkel des Lebens im politischen System der sozialistischen Diktatur erscheint es mir sinnvoll, die Bedeutung von Anpassungsprozessen denen potentieller Traumatisierung durch psychohistorische Umstände ergänzend gegenüberzustellen. Vor allem politisch abweichende Aktivitäten besaßen wegen ihres verbotenen Charakters das Potential, verfolgt und bestraft zu werden. Dementsprechend hat es die meisten Traumatisierungen in Zusammenhang mit *politischer Verfolgung und Haft* gegeben. In der Psychotherapie Ostdeutschlands sind Menschen, die in Haft waren, erstaunlich selten aufgetaucht. Die Gründe hierfür genauer zu untersuchen, steht aus. Anfang der 90er Jahre hatte ich am Berliner Alexanderplatz eine *Beratungsstelle für politisch Verfolgte* aufgebaut und geleitet. Damals kamen vor allem ehemalige Funktionäre, Offiziere und Staatsdiener, die sich von den neuen Verhältnissen bedroht und von ihren ehemaligen Opfern verfolgt fühlten. In ihren Schilderungen überwogen Bestrafungsängste. Psychotherapeutisch verwertbare Veränderungsmotive gab es kaum.

Identifikationen mit dem politischen System, aber auch andere, neuerdings kritisch bewertete Praktiken, wie die, Kleinkinder vor dem dritten Lebensjahr in die Krippe gegeben zu haben, werden heute leicht in Ostdeutschland schamhaft verschwiegen, bagatellisiert oder gänzlich umgedeutet. Manche Patienten stellen sich als Opfer widriger Umstände dar, die so nicht bestanden haben. Wieder andere betonen Widerstandsaktivitäten, die wenig glaubhaft sind.

Die *Abwehr* gegen die *Wahrnehmung unbewusst weitergegebenen Traumatisierungen* ist in Ostdeutschland ausgeprägt. Gemessen an einem wahrscheinlich größeren Beschädigungs- und Traumatisierungspotential überhaupt, ist der Anteil berichteter direkter oder auch weitergegebener psychohistorisch verursachter seelischer Verletzungen nicht sonderlich umfangreich. Mir fällt stattdessen auf, dass Patienten aus den alten Ländern, die in Potsdam ab und zu auftauchen, ein größeres Bewusstsein für seelische Kriegsfolgen mitbringen. Weitergegebenes traumatisches Material ist *amorph, schwer fassbar.* Nähert man sich ihm, so entsteht eine diffuse *Angst vor Retraumatisierung.*

Dann gibt es das *Gesetz der Zeit*: ein bestimmter zeitlicher und räumlicher Abstand scheint nötig, um internalisierte Objekte und Haltungen *dauerhaft ich-dysthon* werden zu lassen, so dass sie Gegenstand konsistenter Reflexion werden können. Welches Ausmaß dieser Zeitraum besitzen muss, kann ich nicht sagen. Die Westdeutschen haben mehr als zwanzig Jahre gebraucht, um Ende der 60er Jahre eine breite Diskussion ihrer Nazi- und Kriegsvergangenheit beginnen zu können. Jedenfalls zeugen unsere aktuellen Diskussionen davon, dass wir damit beginnen, untereinander verschiedene Perspektiven auf unsere gemeinsame Vergangenheit auszutauschen.

Die praktische *Herstellung der transgenerationellen Perspektive*, etwa in einer konkreten Therapiesituation ist übrigens nicht eben einfach. Leicht kann das zu einem rationalen, die tatsächliche Beziehungssituation kompensierende oder rationalisierende, Geschehen werden und damit mehr Abwehr ausdrücken als Verstehen erzeugen. Gelingt es aber, mag es zu *Momenten ungeahnter Erleichterung* kommen. Wie es eine meiner Patientinnen, die als Tochter eines Stasi-Offiziers das politisch-existenzielle Ausgestoßen-Sein des Großvaters nach dem Krieg und das nämliche Schicksal ihres Vaters nach der »Wende« in einer bulimischen Erkrankung wiederholte, unlängst ausgedrückt hat: »Es ist so gut, diese weit zurück reichenden Spuren zu sehen und über sie sprechen zu können. Das nimmt mir total den Druck, für alles allein verantwortlich zu sein. Denn die anderen sind auch beteiligt. Ich trage einen Teil, der auf mehrere Schultern gehört!«

Zusammenfassung und Ausblick

Systematische psychoanalytische Forschung zu den DDR-spezifischen *Traumatisierungen*, von *Anpassungs- und Widerstandsprozessen* gibt es bisher nicht. Die Beschäftigung mit dem Erbe aus Krieg und Nachkriegszeit, sowie mit den seelischen Verletzungen, die 40 Jahre Diktatur des Proletariats in der DDR hinterließen, haben erst in den letzten Jahren begonnen. Dabei kann man nicht den Ostdeutschen das in Westdeutschland entwickelte Modell der Geschichtsbetrachtung einer »Schuld- und Schamdebatte zur Nazidiktatur« (Plänkers u.a. 2005, S. 14) überstülpen. Ostdeutschland besitzt *psychohistorische Besonderheiten*, die eigene Beachtung verdienen:

1. Auch in Ostdeutschland wirkt der *Zweite Weltkrieg* in Form transgenerationell weitergegebenen, zumeist unbewussten traumatischen Materials nach. Traumatisches Material in Ostdeutschland stammt wahrscheinlich am ehesten aus dieser Quelle. Gerade weil die kriegsbedingten seelischen Verletzungen in breiten Kreisen der Bevölkerung als gemeinsam geteiltes Schicksal galten, wurden sie *normalisiert* und oft nicht als besonders beachtenswertes persönliches Ereignis von möglicherweise traumatischem Charakter bewertet. Nur noch selten werden Kriegstraumatisierungen wahrgenommen. Meistens finden wir sie heute in Form weitergegebenen traumatischen Materials. Mehr als die Hälfte der Psychotherapiepatienten einer Ostberliner Stichprobe entstammen Flüchtlingsfamilien.

2. Noch wenig erforscht sind die *psychischen Folgen der Teilung* unseres Landes in zwei politisch konträr organisierten Staaten. Deutlich mehr als in Westdeutschland haben die Ostdeutschen unter dieser Teilung gelitten und blieben bis 1989 in gewisser Weise Gefangene der sowjetischen Siegermacht. Auch wenn die offizielle Lesart etwas anderes behauptete: Sie verbüßten für alle Deutschen einen Teil der gemeinsamen Kriegsschuld. Dieser Umstand verhinderte eine Auseinandersetzung zwischen den Generationen, wie sie 1968 im Westen stattfand. Wir beobachteten eher ein *Zusammenrücken der*

Generationen unter dem Einfluss von Besatzungsmacht und autoritärer Herrschaft im eigenen Land.

3. Die Machthaber der DDR forderten *Identifizierung und Anpassung*; mit Hilfe eines omnipräsenten Kontrollapparates überwachten sie die öffentlichen und bei den Verdächtigten auch die privaten Räume. Sie erzeugten eine beständige Atmosphäre von Angst. Das mobilisierte in vielen Menschen *Spaltungsprozesse*, insbesondere solche, mit der Macht in einer Weise umzugehen, die sowohl dieser gerecht wurde, als zugleich dem Selbst einen Nischenfreiraum zu erhalten.

4. Bei aller Unterdrückung durch die autoritäre Herrschaft in Ostdeutschland gab es immer wieder *Zeiten politischer Hoffnung*, des *Aufbegehrens*, der *Flucht*, der Veränderung, die schließlich Mitte der 80er Jahre mit einer breiten Zustimmung für die Ideen Gorbatschows die Grundlage für die friedliche Revolution 1989 legten. So ist die Geschichte der DDR auch eine *Geschichte von Anpassung und Aufbegehren*, von *Unterdrückung, Flucht und Widerstand.* Dass der Widerstand sich so spät formierte, hängt sowohl mit der permanenten Kontrolle, sowie mit der Härte seiner Verfolgung zusammen. Hinderlich wirkte zugleich die Tatsache, dass viele Oppositionelle der kommunistischen Idee noch nicht abgeschworen hatten.

5. Die *Wiedervereinigung* stellt für die meisten Ostdeutschen politisch und psychisch eine *Befreiung* dar. Zugleich bedeutete die Wiedervereinigung aber für die meisten Ostdeutschen eine *existentielle Verunsicherung*, *Neuorientierung* und *Krise*. Dabei spielt der Verlust des Arbeitsplatzes und vertrauter Annehmlichkeit des Fürsorgestaates nur eine äußere Rolle. Der *Abschied* von der *kommunistischen Idee* wurde nötig und fordert eine *Trauerarbeit*, gegen die noch heute Widerstände bestehen. Darüber hinaus stellt der Übergang in die beschleunigte westliche Gesellschaft viele Menschen vor neue *Anpassungs-* und *Identitätsbildungsprozesse*, die ihrerseits verstanden werden wollen.

Psychotherapien von ostdeutschen Patienten werden mit den hier diskutierten psychohistorischen Besonderheiten zu tun bekommen. Insbesondere aber in analytischen Behandlungen werden wir Hinweise auf seelische Deponien aus dieser Zeit erhalten, wenn wir sie denn sehen und finden wollen.

Diese *Überlegungen zu den psychohistorischen Besonderheiten der ehemaligen DDR* sind noch *unvollständig* und bedürfen weiterer Präzisierung. Im vorliegenden Beitrag habe ich mich besonders auf die direkten und mittelbaren Wirkungen des Krieges und einige strukturelle Besonderheiten des Lebens in der DDR beschränkt. Insbesondere die Wirkung der *deutschen Teilung, friedlicher Revolution* und *Wiedervereinigung* sollten künftig stärker untersucht und ausgearbeitet werden.

Literatur

Bobrowski, J. (1993): Levins Mühle. 34 Sätze über meinen Großvater. Roman. Frankfurt a. M. (Fischer Taschenbuch Verlag).

Bohleber, W. (2000) : Die Entwicklung der Traumatheorie in der Psychoanalyse. Psyche 9/10: 797–839.

Bohleber, W. (2006): Inhalte und Wege der transgenerationellen Weitergabe – die psychoanalytische Perspektive. Vortrag auf dem 3. Workshop der Studiengruppe »*Kinder des 2. Weltkrieges*« in Essen 15.–16.05.

Faimberg, H. (2005): The Telescoping of the Generations. London (Rootledge).

Fenichel, O. (1945): Psychoanalytische Neurosenlehre. Bd. I–III, Olten, Walter, 1974

Freud A. u. D. Burlingham (1982) Heimatlose Kinder. Frankfurt (Fischer).

Freud S. (1975): Das Ich und das Es. Studienausgabe Band III, S. 273–330. Frankfurt (Fischer).

Fonagy, P. (2002): Bindung, Holocaust und Ergebnisse der Kinderpsychoanalyse: Die dritte Generation. In: Karin Bell, Alex Holder und Jan van de Sande (Hg.) Migration und Verfolgung. Gießen (Psychosozial-Verlag), S. 53–84.

Froese, M. (1999): Zur Wiederbelebung der analytischen Psychotherapie in der DDR. Forum Psychoanal 15: 175–186.

Froese, M. (2005): Kriegsfolgen und psychische Reifungsprozesse. Vortrag auf der Jahrestagung der Brandenburgischen Gesellschaft für Psychotherapie (BGPPmP): *Diagnose Unreif* – Zur Psychotherapie der prolongierten Adoleszenz. Potsdam, 26. u. 27.05.

Froese, M. (2006): Psychotherapie in der sozialistischen Diktatur der DDR. In: Otto F. Kernberg, Birger Dulz u. Jochen Eckert (Hg.): Wir: Psychotherapeuten über ihren »*unmöglichen*« Beruf. Stuttgart (Schattauer).

Furet, F (1998): Das Ende der Illusion. Der Kommunismus im 20. Jahrhundert. München (Piper).

Genazino, W. (2005): Eine Frau, eine Wohnung, ein Roman. München (Deutscher Taschenbuch Verlag).

Klein, Olaf Georg (2001): Ihr könnt uns einfach nicht verstehen! Warum Ost- und Westdeutsche aneinander vorbeireden. Frankfurt am Main (Eichborn).

Leuzinger-Bohleber, M. (2003): Transgenerative Weitergabe von Traumatisierungen. In: Marianne Leuzinger-Bohleber u. Ralf Zwiebel (Hg). Trauma, Beziehung und soziale Realität. Tübingen (Edition discord).

Meador, M. (2001): Über eine Anpassungsfigur. In: M. Froese u. Ch. Seidler (Hg): Leben im Übergang. Reihe Psychoanalyse in Ostberlin. Band 2 . Berlin (Edition bodoni), S. 24–27.
Parin, P. (1977): Das Ich und die Anpassungsmechanismen. Psyche 31: 481–515.
Plänkers, T., U. Bahrke, M. Baltzer, L. Drees, G. Hiebsch, M. Schmidt u. D. Tautz (2005): Seele und totalitärer Staat. Gießen (Psychosozial-Verlag).
Radebold H (2000): Abwesende Väter. Folgen der Kriegskindheit in Psychoanalysen. Göttingen (Vandenhoeck & Ruprecht).
Radebold H. (2006): Beschädigende bis traumatisierende zeitgeschichtliche Erfahrungen. Vortrag auf dem 3. Workshop der Studiengruppe »Kinder des 2. Weltkrieges« Essen, 15.–16.05.
Seidler, Chr. (2005): Trauma – Schweigen und Erinnerung. Vortrag auf der Arbeitstagung der APB »Traumatisierungen in der Geschichte und Gegenwart (Ost-) Deutschlands«. Berlin 11.–12.11.
Seidler, Chr. (2003): Lange Schatten – Die Kinder der Kriegskinder kommen in die Psychoanalyse. Psychosozial 26, 92: 73–80.
Seidler, Chr. u. M. J. Froese (2002): Endlich Freiheit, endlich Psychoanalyse? In: Christoph Seidler u. Michael J. Froese (Hg): DDR-Psychotherapie zwischen Subversion und Anpassung. Berlin (edition bodoni).
Simon, A. (2001): Erwachsenwerden und Generationenauseinandersetzung. In: Michael J. Froese u. Christoph Seidler (Hg.): Leben im Übergang. Psychoanalyse in Ostberlin Band 2. Berlin (edition bodoni), S. 21–23.
Simon, A. u. J. Faktor (2000): Fremd im eigenen Land? Gießen (Psychosozial-Verlag).
Volkan, V. (1999): Das Versagen der Diplomatie. Gießen (Psychosozial-Verlag)
Weilnböck, H. (2005): Zur dissoziativen Intellektualität in der Nachkriegszeit. In: Günther H. Seidler u Wolfgang Eckart (Hg): Verletzte Seelen. Möglichkeiten und Perspektiven einer historischen Traumaforschung. Gießen (Psychosozial-Verlag), S. 125–202
Weiß, H. (2005): Wenn das Geschehene erst dann geschieht, wenn wir es denken können – Überlegungen zur Konstruktion des inneren Raums und zur zeitlichen Rekonstruktion. Psyche 59 (Beiheft 2005): 65–77.

Psychoanalytische Reflektionen zur Funktion der Stasiunterlagen-Behörde

Annette Simon

Als ich versuchte, mich diesem Thema zu nähern, hatte ich gegen heftige Widerstände zu kämpfen: »Es ist alles dazu gesagt«, »Wen interessiert das noch?«, »Warum willst Du Dich schon wieder mit der Stasi befassen?«, waren nur einige der inneren Widerreden, die in mir abliefen. In unserer Gruppe »Gesellschaft und Psychoanalyse« an der A.P.B. reflektierten wir, dass dies typische Widerstände seien, die sich der Beschäftigung mit traumatischem Material entgegen stellen.

Ich machte mir bewusst, dass ein Viertel der Patienten, die zurzeit in meiner psychotherapeutischen Praxis in Behandlung sind, direkt oder indirekt mit Maßnahmen der Staatssicherheit gegen sie oder gegen ihre Familienangehörige konfrontiert waren. D.h. nicht, dass sie jetzt allein deswegen therapeutische Hilfe gesucht hätten, aber ihr Leben wurde davon entscheidend mitbeeinflusst und geprägt. Trotzdem möchte ich hier nicht über diese Patienten sprechen, nicht im öffentlichen Raum über ihre privaten und intimen Erlebnisse reflektieren. Dies würde in meinem Erleben ein erneutes Eindringen in ihre private Sphäre, eine erneute Verletzung von schützenden Grenzen darstellen. Dass ich dies so überdeutlich empfinde, ist meine Gegenübertragung, deren eine Facette von meinen eigenen Erfahrungen mit der Staatssicherheit geprägt ist.

Nach längerem Nachdenken habe ich daher beschlossen, mich erneut über persönliche Reflektionen des eigenen Erlebens dem traumatischen Material zu nähern, auch in der Hoffnung, die Art und Weise der Veröffentlichung solchen Materials selbst bestimmen und kontrollieren zu können.

Ich zitiere aus meiner Staatssicherheitsakte:

> »Hauptabteilung XX, Berlin den 12.11.1982:
> Information zu operativ-interessanten Verhaltensweisen des USSR-Bürgers F. (OPK ›Ausländer‹) zum Tod Leonid I. Breshnews.
>
> Inoffiziell wurde erarbeitet, dass das Ableben des Genossen Breshnews von F. ohne jegliche menschliche Anteilnahme hingenommen werde. Nach persönlichen Äußerungen des F. komme der Tod nicht plötzlich, da er für ihn in der letzten Zeit ›ein alter kranker Mann‹ war. Dadurch erwartet F. auch keine großen Veränderungen in der Führung des KPdSU und Sowjetstaat, da die politischen Entscheidungen krankheitshalber, sowieso nicht mehr von Genossen Breshnew wahrgenommen werden.
>
> Die zu dem Ableben von Genossen Breshnew geführten Unterhaltungen in der Familie F. Simon verliefen in eindeutiger Ablehnung der Erfolge des Genossen Breshnew in der Erhaltung des Weltfriedens. So äußerte sich die 10jährige Tochter des F., dass ›es nun nach des Tod des Breshnew blöd werde, weil man nicht weiß, welcher Ochse danach kommt‹.
>
> In einem persönlichen Gespräch zwischen der Ehefrau des F., der Annette Simon, mit ihrer Mutter in den Nachmittagsstunden des 11.11.82, wurde sich in keiner Weise zum Ableben des Genossen Breshnew geäußert, obwohl beide zu diesem Zeitpunkt Kenntnis davon hatten.«

»Was haben wir gelacht« – wie oft habe ich das gehört, nachdem Menschen ihre Akte gelesen hatten. Speziell über diese Seite unserer Akte haben wir im Familienkreis gekreischt vor Lachen. Worüber eigentlich? In erster Linie darüber, dass dieser Spuk nun vorbei ist, dass trotz des akribischen Sammelns von Informationen, die sie nichts angingen, das ganze System der Staatssicherheit zusammengebrochen ist. Ein narzisstischer Triumph. Wir lachten über die normative Anmaßung, dass wir über den Tod von Breschnew zu trauern hätten. Wir lachten über die deutliche Art meiner Tochter, über das Auseinanderklaffen der Familienwelt mit der Welt der Staatssicherheit und über den unwahrscheinlich hohen Aufwand, den sie getrieben hatten, nur um zu erfahren, was sie sowieso wissen konnten. Man kann im nachhinein schadenfroh darüber sein, dass die allumfassende Gesinnungskontrolle der Staatssicherheit nur bewiesen hat, dass wir anders fühlten und dachten, als sie meinten, dass wir es tun müssten. Gerade dies rechtfertigte damals aber die weitere Aufrechterhaltung der verfolgenden Maßnahmen gegen uns. Was also ist daran eigentlich wirklich lustig?

In seiner Arbeit »Der Witz und seine Beziehung zum Unbewußten« führt Freud den Wirkungsmechanismus eines Witzes auf den Lusterwerb zurück.

»Die Lust, die er erzeugt, können wir alle Male von Ersparung von psychischem Aufwand ableiten« (1905, S. 130). Welchen psychischen Aufwand ersparen wir uns durch das Lachen über diesen Stasi-Text und vielleicht auch in solchen Filmen wie »Sonnenallee«, »NVA« oder bei den Ostalgie-Shows?

Wenn man genauer darüber nachdenkt, sollte einem das Lachen im Halse stecken bleiben. Woher wussten die hauptamtlichen Mitarbeiter der Staatssicherheit von den »persönlichen Äußerungen« F.'s, vom Ausspruch meiner Tochter, von meinem »persönlichen« Gespräch (wie fein diese Leute dauernd das Wort »persönlich« einflechten) mit meiner Mutter? Unser Telefon wurde abgehört – das haben wir damals schon angenommen, allerdings nicht gewusst in welchem Ausmaß. Es ist relativ unwahrscheinlich, dass mein Mann sich am Telefon über den Tod von Breschnew ausgelassen hat. Also – wo dann? Auf seiner Arbeitsstelle, in unserem Haus? Oder – welcher IM hat dies berichtet? Frau M. von unten hatten wir schon in Verdacht. Wo hat meine Tochter diesen geradlinig-frechen Ausspruch getan: in der Schule auf dem Pausenhof? Und wer hat darüber berichtet? Der Inhalt des »persönlichen« Gesprächs zwischen mir und meiner Mutter kann eigentlich nur durch direktes Abhören gewonnen worden sein. Oder saß jemand dabei an diesem Nachmittag des 11.11.1982?

Die Staatssicherheit hatte 1982 schon erfüllt, was George Orwell 1949 in seinen hellsichtigen Visionen über das Jahr »1984« konstruiert hatte: »Es bestand natürlich keine Möglichkeit festzustellen, ob man in einem gegebenen Augenblick gerade überwacht wurde. Wie oft und nach welchem System die Gedankenpolizei sich in einen Privatapparat einschaltete, blieb der Mutmaßung überlassen« (1966, S. 6). Wenn das Lachen vorbei ist, kommt man ins Grübeln. Es entsteht eine paranoide Stimmung, aus der man sich manchmal nur schwer lösen kann, zumal unsere eigentliche Akte am 01.12.89 vernichtet wurde – das Protokoll dieser Vernichtung existiert. Was trotzdem übriggeblieben ist, sind die Zusammenfassungen der Berichte, die sich in einer Zwischenablage befanden. Wir werden nie mehr erfahren, aus welchen Quellen genau die Informationen des oben zitierten Eintrages geschöpft wurden.

Längere Zeit nach dem Lesen dieser übrig gebliebenen Seiten unserer Akte im Jahr 1991 hatte ich die Fantasie, dass der Mann, der die Operative Personenkontrolle OPK »Ausländer« gegen uns eingeleitet, die IM geführt und den »Zersetzungsplan« erstellt hat, dass dieser Mann mir irgendwo in der S-Bahn gegenüber sitzt. Generalmajor Kienberg – sein Name sei hier bewusst genannt – weiß, wie ich aussehe, genügend Fotos von mir sind in die Akte eingegangen; ich weiß nicht, wie er aussieht. Ich kenne inzwischen seinen und andere Namen der hauptamtlichen Mitarbeiter, nicht aber ihre Gesichter. Er und sie blieben von jeglichen Strafmaßnahmen unbehelligt. Meine Wut nach dem Lesen der Akte richtete sich gegen Personen, die mein Vertrauen hintergangen hatten, gegen die IM. Herr Kienberg hat von dieser Wut bisher zu wenig abbekommen. Sollte ich nicht einmal seine Adresse herausfinden und an seiner Tür klopfen?

Meine Reaktionen auf eine einzige Aktenseite lassen erkennen, wie brüchig der Boden wird, auf dem man steht, wenn man sich in dieses paranoide System hineinbegibt und wie merkwürdig das Gefühl wird, wenn man sich nicht erinnern kann, sich zur Zeit der DDR mit ausschweifenden paranoiden Gedanken beschäftigt zu haben. Damals wären sie voll und ganz berechtigt und realitätsadäquat gewesen. Nur durch die Verdrängung oder Verleugnung der verfolgenden Maßnahmen und der allgegenwärtigen Bespitzelung und damit der Angst konnte man sich einigermaßen psychisch gesund erhalten. Die Reflektion der Abwehr auf der rein individuellen Ebene greift aber m. E. zu kurz. Man sollte nicht vergessen, dass die DDR ein Land mit einer sehr realen Mauer um es herum war, an der wirklich geschossen und getötet wurde (765 Tote werden geschätzt) und in der es ca. 300.000 politische Häftlinge gab.

Mario Erdheim fragt in seinem Buch »Die gesellschaftliche Produktion von Unbewußtheit« (1984, S. 416): »Wie reagiert der Menschen auf Gewalt? Er kann seiner Angst nachgeben und sich der Gewalt durch Flucht entziehen« (wie es ca. 5,2 Mio Menschen von 1949 bis zum 1. Halbjahr 1990 getan haben – dies entspricht etwa der Einwohnerzahl Finnlands im Jahr 1985, Quelle: Wendt 1991) »oder sich ihr kämpfend dagegenstellen« (wie es eine kleine oppositionelle Minderheit tat); »er kann sich ihr beugen, das tun, was der Gewalthaber von ihm fordert, aber auf Rache sinnen [...]; er kann sich jedoch auch nur den Anschein geben, als ob er den Befehlen Folge leisten würde, sie aber in Wirklichkeit sabotieren« (jede/jeder Teilnehmer an einer Gewerkschafts- oder Parteiversammlung wird sich gut daran erinnern, so er sich denn erinnern will) »und schließlich kann er sich unterwerfen und mit dem Angreifer identifizieren« (wie Generalmajor Kienberg es getan hat, der selbst zum Angreifer wurde).

Zum Verständnis der umfassenden Verdrängung der erlittenen Gewalt in der DDR tragen auch die von Paul Parin beschriebenen Anpassungsmechanismen bei. Diese dienen der unbewussten Einstellung auf die Gesellschaft, in der man lebt. »Anpassungsmechanismen nenne ich im Ich des Erwachsenen mehr oder weniger fest etablierte Mechanismen, die unbewusst, automatisch und immer wieder gleich ablaufen, gerade so wie es bei den Abwehrmechanismen beschrieben ist.« Sie »haben […] den Zweck, mit eingreifenden Einflüssen der sozialen Umwelt fertig zu werden« (Parin 1983, S. 78). Die ins gesellschaftliche Unbewusste des Einzelnen abgedrängten Inhalte sind dabei nicht nur Triebe, Fantasien u.Ä. sondern auch Wahrnehmungen der äußeren Realität. Im Zusammenhang mit dem wissenschaftlichen Denken bemerkt Freud, dass es das Bestreben dieses Denken sei, die Übereinstimmung mit der Realität zu erreichen. »D.h. mit dem was außerhalb von uns, unabhängig von uns besteht und […] für die Erfüllung oder Vereitelung unserer Wünsche maßgebend ist. Diese Übereinstimmung mit der realen Außenwelt heißen wir Wahrheit« (1933, S. 597).

Bestimmte Wahrnehmungen der äußeren Realität der DDR, bestimmte Wahrheiten wie die allgegenwärtige staatliche Kontrolle und Gewalt sowie die Angst davor und die Aggression dagegen, wurden m.E. mit diesen Anpassungsmechanismen bewältigt. Wenn wir heute über die Texte und die Sprache der Staatssicherheit in den Akten lachen und über den komischen Jugendlichen im Film »Sonnenallee«, der nicht von der Kugel des Grenzsoldaten getötet wird, weil er seine Lieblingsplatte am Leib trägt, dann lachen wir, um uns nach Freud den psychischen Aufwand zu ersparen, die die Gefühle von Angst, Ohnmacht, Scham und Aggression in uns auslösen könnten. Wir erleben dabei die Umdeutung von erlittener Gewalt, von zwangsläufiger Unterwerfung unter diese Gewalt und die damit einhergehenden Gefühle von Angst und Scham in eine Art von witzigem Stolz. Das Lachen ist nach dem Ritt über den Bodensee allemal legitim, aber es erspart uns auch die tiefere Auseinandersetzung mit den Anpassungsmechanismen, denen wir unterlagen. »Fällt der Zwang zur automatischen Anpassung weg, so erhält das Ich – nach Überwindung einer Phase der Erschütterung – neue Möglichkeiten, sich zu organisieren.« Und »[…] dass die Anteile des Über-Ichs, die mit den Sozialbeziehungen zusammenhängen, einer Neubearbeitung offenstehen« (Parin 1983, S. 82). Aber: »Bevor das Ich sich auf seine ursprünglichen Bedürfnisse besinnen kann, muss es seine Angleichung erst rückgängig machen, die Autonomie zurückgewinnen, mehr Angst aushalten, den Aufwand, den jede Autonomie erfordert, verstärken« (Parin 1983, S. 118).

Dies sind, psychoanalytisch und idealtypisch formuliert, die wichtigsten Funktionen des »Bundesbeauftragten für die Unterlagen des Staatssicherheitsdienstes der ehemaligen DDR«, der im allgemeinen Sprachgebrauch mit den Personennamen belegten »Gauck«- jetzt »Birthler-Behörde«.

Diese Behörde entstand als ein Ergebnis der friedlichen Revolution, in der viele der o.g. Anpassungsmechanismen in Frage gestellt oder sogar abgeworfen werden konnten. Es war ein allgemeines Anliegen der Mehrheit der DDR-Bevölkerung, das wichtigste Instrument der Repression, die Staatssicherheit, zu zerschlagen und der gesammelten Informationen habhaft zu werden, um so auch die Verfügungsgewalt über das eigene Leben zurückzugewinnen. Die ursprüngliche Forderung: »jedem seine Akte« wurde nicht erfüllt, aber durch die Einrichtung dieser Behörde wurde es in der Nach-DDR als damals einzigem Land im Ostblock möglich, sich Zugang zu diesem Material zu verschaffen. Dies ist eine kulturelle Leistung, die angestoßen von der DDR-Bevölkerung mit westdeutschen Behörden-Know-How auch eine gesamtdeutsche Errungenschaft ist, auf die wir gemeinsam stolz sein können. Die Behörde hat unter anderem die Funktion, als Aufbewahrungs- und Verwaltungsort für das Paranoide zu dienen, also der geschehenen Verfolgung einen Ort zu geben, an dem wir sie mit einer gewissen Distanz ansehen können. Sie hat damit auch eine triangulierende Funktion zwischen Verfolgern und Verfolgten. Im Idealfall kann das Studium der Akten zur Wahrnehmung von Abwehr- und Anpassungsmechanismen führen, die über das gesellschaftliche Unbewusste der DDR Aufschluss geben.

Was findet nun der oder die Einzelne in seiner Akte? Er kann die gegen sich gerichteten Zersetzungspläne und deren Befolgung oder Nichtbefolgung durch hauptamtliche und inoffizielle Mitarbeiter der Staatssicherheit lesen. Er erfährt von den gegen sich gerichteten Fantasien und Maßnahmen wie das Abhören des Telefons, die Durchsuchungen der Wohnung in Abwesenheit, das Öffnen der Post, den Versuch der Durchsetzung des Freundeskreises mit IM usw. Der Aktenleser ist Objekt eines Angriffs gewesen und es gab schwere Verletzungen und Übergriffe auf seine Privatsphäre und seine persönliche Integrität. So hat z.B. ein geschiedener Ehemann mit Hilfe der Stasi versucht, seiner Frau das Erziehungsrecht für das gemeinsame Kind entziehen zu lassen. Oder: Eine Geliebte wurde von der Stasi auf einen Mann angesetzt; oder: es wurden berufliche Hürden errichtet, die jemand an der Weiterentwicklung im Beruf schwer behinderten und die er bisher immer nur auf sein persönliches Versagen zurückgeführt hatte.

Wer dies nun zur Kenntnis nimmt, kann sich einerseits eventuell in seinen Ängsten bestätigt fühlen und eine große Entlastung spüren über die Berechtigung seiner Gefühle und auch darüber, dass dies nun vorbei ist, dass ein solch mächtiger Apparat kapitulieren musste. Das kann etwas euphorisch machen und Triumphgefühle auslösen, die auch in dem Lachen darüber mitschwingen.

Andererseits gehen die versuchten und auch gelungenen Verletzungen aller Art nicht nur an einem vorbei. Selbst wer keine schweren Eingriffe in sein Leben zu erdulden hatte, erfährt aus der Akte auch gesammelten Klatsch und Tratsch. Diese unter einem böswilligen Fokus und mit Entwertungen gespickten Informationen über sich würde man sonst nie in schriftlicher Form zu Gesicht bekommen. Die Fremdwahrnehmung nimmt eine quasi-objektive Gestalt an und man hat sich mit ihr auseinander zu setzen – u.a. auch mit den Wahrnehmungen und Projektionen, die andere auf einen hatten. Hat Freund X im Jahr 1984 tatsächlich gesagt, wie ein IM berichtet, dass man immer noch von seinen Eltern abhängig sei? Hat Freundin Y wirklich bemerkt, dass man immer unter dem Pantoffel seiner Frau stehe und ein schrecklicher Geizhals sei? Das sind schon Sätze, die einen Aktenleser weiter verfolgen können, zumal in mancher üblen Nachrede auch ein Körnchen Wahrheit steckt, das man gerne von seiner Selbstwahrnehmung ausgeschlossen hätte.

Es erfordert Mut und persönliche Integrität, sich dem verfolgenden und grenzüberschreitenden Texten zu stellen und sie können auch neue Abwehr erzeugen. Einige Menschen haben sich bewusst dazu entschlossen, ihre Akte nicht anzufordern und einzusehen.

Ob diese vergangenen und in den Akten nachzulesenden Verletzungen traumatisierend wirkten oder noch im Nachhinein eine traumatisierende Wirkung entfalten, hängt – wie wir alle wissen – von der Vorgeschichte der betreffenden Person, ihrer Persönlichkeit und ihrer gegenwärtigen Situation ab. Es gibt Menschen, die nach dem Lesen der Akten zusammenbrechen bzw. in psychische Ausnahmezustände geraten, hypomanisch-unruhig die Straßen durchwandern oder schwere Schlafstörungen und depressive Syndrome entwickeln. Was sie unter anderem umtreibt, ist der oft erlebte schwere, klandestine Vertrauensbruch und die Frage nach der Wirklichkeit und Wahrheit der eigenen Wahrnehmung. Was ist Wahrheit und Wirklichkeit? Das, was man erlebt und reflektiert hat oder das, was man jetzt aus den Akten erfährt? Es entstehen Gefühle von Realitätsdiffusion, überbordendes Misstrauen gegen andere und sich selbst. Sich aus dieser paranoiden Welt wieder zu befreien, braucht manchmal auch die Hilfe durch einen Psychotherapeuten.

Und ich finde es wichtig, wenn dieser Psychotherapeut nicht nur einen Blick für die persönliche Geschichte des Patienten hat, sondern auch ein Gespür für die Geschichte der DDR und die Anpassungsmechanismen, die in ihr wirkten. Es war ein sehr bedeutsamer Moment in meiner Lehranalyse, als der Analytiker mein Lamento über mein immerwährendes Misstrauen in Beziehungen damit unterbrach, dass ich doch wohl alle Gründe der Welt gehabt hätte, misstrauisch zu sein. Die Anerkennung real traumatisierender gesellschaftlicher Umstände ist ungemein wichtig, um sich freier der inneren Welt mit ihren Widerspiegelungen und Verzerrungen widmen zu können.

Mein Nachdenken über die Funktion der Gauck-Behörde wurde ursprünglich von einem Vortrag von Vera Kattermann an unserem Ausbildungsinstitut angeregt, die über ihr Forschungsprojekt über die »Kommission zur Wahrheit und Versöhnung« in Südafrika gesprochen hatte. Sie wies unter anderem darauf hin, dass diese Kommission eine ganz wichtige Funktion für den Entwurf einer neuen Gesellschaft in Südafrika hatte und hat. Unter anderem durch die Arbeit dieser Kommission sollten Schwarze und Weiße so weit versöhnt werden, dass sie friedlich miteinander in einem Staat leben können, dass eine neue nationale Einheit hergestellt werden könne. Dabei liefen die öffentlichen Sitzungen als ritualisiertes Drama ab, das einen breiten Raum in den Medien hatte. Die Schilderungen der Opfer der Apartheid wurden eingebettet in kollektive Wahrnehmung und Zuwendung und in die Religion. Die Täter hatten, so sie amnestiert werden wollten, vor den eigens für sie eingerichteten Gremien sich zu ihren Taten zu bekennen; sie hatten ihr Gesicht zu zeigen. Diese beiden Elemente der Auseinandersetzung mit der Vergangenheit sollten eine quasi nationaltherapeutische Wirkung entfalten (Kattermann 1998).

Hat die Stasiunterlagen-Behörde eine national-therapeutische Wirkung in Deutschland? Im Unterschied zur Zeit nach dem Zweiten Weltkrieg gab es auf beiden deutschen Seiten den Willen und die Kraft, sich der DDR-Vergangenheit stellen zu wollen. Ich denke, dass ohne die beidseitige nationalsozialistische Vergangenheit und den schwierigen und unterschiedlichen Erfahrungen mit ihrer Bewältigung, die Behörde, nicht geschaffen worden wäre. Wir Deutschen versuchen, auch mit dieser Behörde aus der Geschichte zu lernen; das hat einen national-therapeutischen Aspekt. Im Unterschied zu Südafrika sitzt hier aber jeder Betroffene allein vor seiner Akte und ist nicht eingebettet in kollektive Wahrnehmung und Würdigung. Weder sind die hauptamtlichen Mitarbeiter strafrechtlich zur Verantwortung gezogen worden, noch gibt es angemessene Entschädigungen für die erlittene Verfolgung. Und es kommt etwas hinzu, was der nationalen Einheit Deutschlands eher entgegenwirkt: mit und durch die Behörde werden die Anpassungsmechanismen der DDR der Bearbeitung zugänglich, aber die Anpassungsmechanismen der anderen Seite, also der ehemals westdeutschen, nicht ins Blickfeld gerückt. So steht die ostdeutsche Seite nackt da, während die andere Seite bekleidet bleibt. Man kann ohne Zweifel sagen, dass das Ausmaß dieser anderen westdeutschen Anpassung um ein vieles geringer war und ist, weil die offene Machtausubung um ein vieles geringer war und ist. Aber was wissen wir wirklich?

In der Schweiz, einem Land, das als relativ diktaturunverdächtig gelten darf, gab es 1989 die Fichen-Affäre:

> »Während des Kalten Krieges ließen Bundespolizei und Bundesanwaltschaft nicht nur Handlungen mutmaßlicher Staatsschutzkriminalität, sondern bis 1989 auch rund 900.000 Personen und Organisationen aus dem linken Umfeld präventiv beobachten, obwohl für diese Maßnahmen keine rechtlichen Grundlagen bestanden. Es war vorgesehen, dass etwa 10.000 als politisch gefährlich eingestufte Bürgerinnen und Bürger im Krisen- oder Kriegsfall hätten interniert werden sollen […] Aufgedeckt wurde der Skandal durch Feststellungen einer parlamentarischen Untersuchungskommission […] Die Parlamentarier dürfen als Erste Einsicht in ihre Fichen nehmen. Dabei stößt die SP-Nationalrätin Danuser auf den tiefsinnigen Eintrag, dass sie abends gerne ein Bier trinkt und ein anderer Parlamentarier stellt fest, dass er schon mit sechzehn Jahren fichiert wurde« (Quelle: Internetseite gegen Rechts).

Der Unterschied zur DDR besteht neben vielem anderen in der funktionierenden Selbstkontrolle des parlamentarischen Systems, aber Anpassungsmechanismen waren hier auch am Wirken.

Natürlich waltet das Unbewusste auch in der deutschen Gegenwart weiter, zumal in einer Behörde wie der für die Unterlagen der Staatssicherheit. Der Umgang mit vergiftetem Material kann selbst vergiftend sein, unbewusste Aggressionen, Allmachtsfantasien und Alleinvertretungsansprüche usw. können wirken. Das für uns aber wirklich Gefährliche sehe ich in dem Umstand, die Beschäftigung mit der DDR-Vergangenheit nur an diese Behörde zu delegieren und zu meinen, damit wäre die Arbeit erledigt. Das schüfe einen Mythos »Gauck/Birthler-Behörde« und über die Funktion von Mythen meint Devereux: »sie bieten eine Art unpersönlichen Kühlschrank, in den die durch innere Konflikte hervorgerufenen Fantasien eingelagert werden können [...] Die Tatsache, dass solche Fantasien in jenen kulturellen Kühlschrank verwiesen werden, ermöglicht es, sie aus [...] dem privaten Bereich abzuziehen« (1956, S. 34). Dies kann durchaus entlastend sein, aber auch die Gefahr erneuter Verdrängung und Verleugnung in sich bergen. Um die Stasiunterlagen-Behörde nicht zu einem Kühlschrank der DDR-Vergangenheit werden zu lassen, können wir versuchen, uns so genau und so ehrlich wie möglich an unser Leben in der DDR zu erinnern und uns darüber austauschen. Wir können versuchen, uns mit den Teil-Wahrheiten der Akten unseren eigenen Weg zur Wahrheit zu suchen.

Literatur

Devereux, Georges (1956): Normal und Anormal. Aufsätze zur allgemeinen Ethnopsychiatrie. Frankfurt a. M. (Suhrkamp, 1974) S. 19–130.

Erdheim, Mario (1992): Die gesellschaftliche Produktion von Unbewußtheit. Frankfurt a. M. (Suhrkamp).

Freud, Sigmund (1905): Der Witz und seine Beziehung zum Unbewußten. Fischer, Studienausgabe Bd. IV, Frankfurt a. M. (Suhrkamp, 1982).

Freud, Sigmund (1933): Neue Folgen der Vorlesungen zur Einführung in die Psychoanalyse. Fischer, Studienausgabe Bd. I, Frankfurt a. M. (Suhrkamp, 1982).

Kattermann, Vera (1998): Erinnern, Wiederholen, Durcharbeiten? Die südafrikanische Wahrheitskommission als Versuch einer kollektiven Vergangenheitsbewältigung. Zeitschr. für Politische Psychologie 4: 439–446.

Orwell, George (1949): 1984. Frankfurt a. M. und Berlin (Ullstein, 1966).

Parin, Paul (1983): Der Widerspruch im Subjekt. Frankfurt a. M. (Syndikat).

Wendt, Hartmut (1991): Die deutsch-deutschen Wanderungen – Bilanz einer 40jährigen Geschichte von Flucht und Ausreise. Deutschlandarchiv 24/4: 386–395.

Traumatisierung durch politische Haft in der DDR

Karl-Heinz Bomberg

Eingesperrt zu werden, ist eine drastische Maßnahme. So ist schon der Stubenarrest ein althergebrachtes Erziehungsmittel zur Bestrafung. Wenn jemand bereit ist, wegen seiner Meinung persönliche Nachteile in Kauf zu nehmen, kann das Entwicklung und Reifung für denjenigen und andere bewirken. Aus politischen Gründen sogar ins Gefängnis zu gehen, geht das nicht zu weit? Ich stelle diese Fragen im Vorfeld, weil ich meine, dass eine Traumatisierung nicht isoliert zu betrachten ist, sondern immer auch eine Vor- und Nachgeschichte hat.

Was heißt nun politische Haft in der DDR? Kurz gesagt bedeutet dies, aus politischen Gründen inhaftiert worden zu sein. Welche Gründe das waren, möchte ich später erwähnen.

Führte politische Haft in der DDR zu Traumatisierungen? Diese Frage hat psychologisches, medizinisches, politisches und sozialrechtliches Gewicht.

Auf die letzten beiden Punkte möchte ich zuerst kurz eingehen. Opfer von SED-Unrecht haben einen Anspruch auf Rehabilitierung und Wiedergutmachung. Die Grundlagen dafür bilden das 1. SED-Unrechtsbereinigungsgesetz vom 29.10.1992, das die strafrechtliche Rehabilitierung und Entschädigung von Opfern rechtsstaatswidriger Strafverfolgungsmaßnahmen regelt (wer z.B. zu Unrecht Freiheitsentziehung erlitten hat, erhält einen Betrag von 600 DM pro Haftmonat als Entschädigung) und das 2. SED-Unrechtsbereinigungsgesetz vom 23.06.1994, das die Gesetze zur verwaltungsrechtlichen und beruflichen Rehabilitierung regelt. Insgesamt ist festzustellen, dass die Rehabilitierung, Wiedergutmachung und Entschädigung der Opfer in Theorie und Praxis noch unzureichend ist. Hier sind verstärkte Bemühungen in den o.g. Bereichen nötig, um den Opfern mehr Gerechtigkeit und Anerkennung zukommen zu lassen. Finanzielle Anerkennung stellt eine konkrete und deshalb glaubhafte Zeugenschaft für erlittenes Unrecht dar. Dori Laub (2001, S.638) plädiert für eine Erinnerungskultur, die die Räume zum Unbewussten öffnet, losgelöst von Polemik und ideologischen Interessen, und die die Opfer nicht zu Geiseln ihrer kritischen Rückschau macht.

Mittlerweile gibt es eine ganze Reihe von Untersuchungen und Studien, die belegen, dass politische Haft und Repression zu ausgeprägten gesundheitlichen Schäden psychischer und körperlicher Art führen kann. Ein Expertengutachten von Freyberger/Frommer/ Maercker/Steil aus dem Jahre 2003 mit dem Titel »Gesundheitliche Folgen politischer Haft in der DDR«, herausgegeben von der Konferenz der Landesbeauftragten für die Unterlagen des Staatssicherheitsdienstes der ehemaligen DDR, kommt zu dem Schluss, dass wenigstens 300.000 Personen Haftfolgeschäden im Sinne einer Beeinträchtigung oder Störung davon getragen haben. Hier ist noch einmal zu unterscheiden zwischen psychischer Traumatisierung durch politische Haft, Verhöre und manifeste Repressalien ohne Haft, und alltägliche Repressalien. »Es ist damit zu rechnen, dass wenigstens 100.000 Personen eine manifeste psychische Störung im Sinne einer posttraumatischen Belastungsstörung oder einer anderen psychischen Störung entwickelt haben und die Anzahl traumabedingter chronifizierter psychischer Erkrankungen auf wenigstens 50.000 zu schätzen ist« (Freyberger et al. 2003, S. 26).

Was ist eigentlich ein psychisches Trauma? Ein psychisches Trauma entsteht durch ein belastendes Erlebnis als unsichtbare Wunde im Selbst. Ein solches Erlebnis bezeichnet einen katastrophalen Stressor, der außerhalb der normalen menschlichen Erfahrung liegt (z.B. Krieg, Folter, Haft, Unfälle, körperlicher und sexueller Missbrauch, Naturkatastrophen). Jeder verarbeitet ein traumatisches Ereignis anders. Es gibt Risikofaktoren, z.B. körperliche und psychische Erkrankungen, aber auch frühere Traumatisierungen, die die Verarbeitung erschweren können. Etwa zwei Drittel der Menschen verarbeiten auftretende traumatische Erlebnisse ohne gesundheitliche Folgen. Insofern ist der Mensch ist ein Trauma-Überwinder (Petzold 2001).

Bei einem Drittel der Betroffenen bilden sich traumabedingte Störungen heraus. Zu ihnen zählen neben der posttraumatischen Belastungsstörung Depressionen, Angststörungen, psychosomatische Erkrankungen und Sucht. Erst 1980 wurde – insbesondere nach Forschungen zu den Folgen der Kriege in Korea und Vietnam – die posttraumatische Belastungsstörung in das US-amerikanische Diagnosemanual DSM-III aufgenommen. Die posttraumatische Belastungsstörung ist eine verzögerte oder protrahierte Reaktion auf ein belastendes Ereignis oder eine Situation kürzerer oder längerer Dauer mit außergewöhnlicher Bedrohung, vor der es kein Entrinnen gibt. Wichtigste Merkmale sind:

- anhaltende, oft eindringliche Nachhallerinnerungen;
- Vermeidung von Umständen, die dem belastenden Ereignis ähneln könnten;
- teilweise oder vollständige Unfähigkeit, wichtige Aspekte der Belastung zu erinnern;
- Die Symptome entfalten sich innerhalb von 6 Monaten nach dem belastenden Ereignis oder am Ende anderer Belastungsperioden. Traumabedingte Störungen, einschließlich posttraumatischer Belastungsstörungen, können auch mit jahre- bis z. T. jahrzehntelanger Latenz auftreten.

Etwa ein Drittel der Betroffenen bildet Traumafolgeschäden aus, 8% posttraumatische Belastungsstörungen. Das entspricht etwa einem Viertel der Traumafolgeschäden. Es besteht im Vergleich zu gesunden Menschen (Kontrollprobanden) ein deutlich erhöhtes Risiko, später körperliche Symptome und Erkrankungen auszubilden.

Zwischen 1945 und 1989 waren über 300.000 Menschen aus politischen Gründen in der sowjetischen Besatzungszone (SBZ) und in der späteren DDR inhaftiert. Es werden drei Phasen politischer Verfolgung unterschieden:

Die *erste Phase erstreckte sich von 1945–1949*. Schlaf- und Essensentzug, tage- und nächtelange Dauerverhöre, Einzelhaft, Steh- und Wasserkarzer sowie physische Misshandlung waren in der historisch gesehenen ersten Phase politischer Repression die Regel. Etwa ein Drittel der Häftlinge verstarb in der Haft (Dennis und Baum, 1999).

Auch die Zeit von 1949–1953 war noch durch extreme Haftbedingungen gekennzeichnet.

Die *zweite Phase von 1949–72* umreißt den Zeitraum bis zur Unterzeichnung der internationalen Menschenrechtskonventionen. Diese Zeit war charakterisiert durch allgemeine Besserung der Haftbedingungen. Inhaftierungsgründe waren u. a. Republikflucht, staatsfeindliche Hetze, öffentliche Herabwürdigung, ungesetzliche Verbindungsaufnahme. Der politische Widerstand hatte inoffiziellen Charakter und war gekennzeichnet durch unterschiedliche Inhalte und Vorgehensweisen. Politische Opposition war nicht gleichbedeutend mit Inhaftierung. Die Staatssicherheit ging unberechenbar vor und wollte Exempel statuieren. Das galt für Republikflüchtige ebenso wie für kritische Schriftsteller und Liedermacher.

In der *dritten Phase von 1972–89* wurde verstärkt auf psychologischen Druck gesetzt. Das geschah durch Kommunikationsentzug, Einschüchterung, Bedrohung von Familienangehörigen, Nachtverhöre, Schlafentzug, Isolationshaft, Dunkelhaft.

In den Gefängnissen der Staatssicherheit herrschten verschärfte Haftbedingungen. Freyberger et al. kommen zu empirischen Ergebnissen aus den vorliegenden Studien. Die Dauer und die Schwere der Haftbedingungen korrelieren signifikant mit dem Auftreten von Symptomen und Erkrankungen. Auch kürzere Inhaftierungen (sechs Wochen) können bereits Irritationen für die Gesundheit bedeuten (Priebe et al. 1993, in Freyberger et al. 2003, S. 17).

Maercker und Schützwohl (1997, in Freyberger et al. 2003, S. 17) registrierten bei 146 Inhaftierten deutlich häufiger Angststörungen gegenüber einer Kontrollgruppe. Personen, die über mehr erschwerende Bedingungen während der Haft berichten, haben mit einer höheren Wahrscheinlichkeit an einer PTBS zu leiden.

Schützwohl und Maercker (2000, in Freyberger et al. 2003, S. 18) kamen zu dem Ergebnis, dass bei Inhaftierten das Ärgererleben und das Ärgerausdrucksverhalten verstärkt auftritt. Das Ärgererleben dient der Aufrechterhaltung der PTBS-Symptomatik.

Müller (2001, in Freyberger et al. 2003, S. 18) stellte heraus, dass sich bei Betroffenen ein erhöhter Mitteilungsdrang und eine erhöhte emotionale Mitreaktion finden lassen.

Zum Schutze der Betroffenen könnte es für den Landesbeauftragten der Unterlagen des Staatssicherheitsdienstes wichtig sein zu wissen, welche Lebensläufe die Gutachter haben. Es ist zu diskutieren, in welchem Umfang es zu Verzerrungen der gutachterlichen Beurteilung kommt, wenn entsprechende biografische Belastungen der Gutachter im Sinne einer früheren Staatstreue und SED-Mitgliedschaft vorliegen. Im Rahmen einer exemplarischen Kasuistik wird darauf hingewiesen, dass psychiatrische Behandler von einer Haft nichts wissen und Medikamente verordnen wollen.

Es ist zu schlussfolgern, dass eine offene gesellschaftliche Atmosphäre zu einer Reintegration der Traumatisierten beitragen kann. Hierzu gehören z. B. spezifische Kompetenz und Empathie bei den Gutachtern sowie die Überwindung von Defiziten der bestehenden Rehabilitierungsgesetze. Zusammenfassend kann gesagt werden, dass bei den 300.000 politischen Häftlingen in der DDR von 1945–89 bei etwa einem Drittel, also 100.000, von einer Haftfolgeschädigung auszugehen ist. Die Haftbedingungen haben sich im Laufe der Zeit von physischer Gewalt (mit Todesfolge) zu psychischer Folter (mit Desorientierung, Fehlinformation und Isolation) gewandelt. Die Haftfolgen bilden »unsichtbare Wunden im Selbst«. Dauer und Schwere der Haft hängen proportional mit den psychischen Erkrankungen zusammen. Unverhältnismäßiges Ärgererleben mit aggressiven Durchbrüchen und erhöhter Mitteilungsdrang sind charakteristisch für die Opfer, die auf diese Weise die Tat (oft auch an sich selbst als Identifikation mit dem Aggressor) wiederholen.

Behnke und Trobisch (1997, S. 184/185) dazu:

> »Schon 1933 hat diesen wichtigen Zusammenhang (Identifizierung mit dem Aggressor) Ferenczi beschrieben, nicht wissend, welche Bedeutung er in den KZs der Naziherrschaft für die dort Gefolterten haben wird. Später arbeiteten darüber auch Fairbairn und in jüngster Zeit Ehlert und Lorke. Dabei wird deutlich, dass eine solche narzisstische Identifizierung keine Trennung und Unterscheidung mehr zulässt zwischen dem Opfer und dem Täter. Was bleibt, ist die Faszination an der Gewalttat selbst, so dass keinerlei Selbstbehauptung mehr besteht. Anders gesagt: Wir lösen uns in dem Andern auf, geben uns selbst hinein, bis wir nicht mehr bestehen, so dass das Opfer zum Täter an sich selbst wird. So können wir bei Zersetzungsopfern immer wieder beobachten, wie sie die Tat an ihnen selbst, die schon geraume Zeit zurückliegt, immer wieder neu für sich herstellen. Der Grund dafür ist die Leugnung, ja die Abspaltung des erlebten Leidens. Es gibt eine unabänderliche Tendenz der Schwersttraumatisierten, eine gegenwärtige Gefahrensituation so zu verstehen und zu deuten, als ob sich die ursprüngliche Schockerfahrung neuerlich wiederhole.«

Der Schriftsteller Jean Améry (1977) verarbeitete seine zweijährige KZ-Haft von 1943–45 in mehreren Essays mit dem Titel »Jenseits von Schuld und Sühne. Bewältigungsversuche eines Überwältigten«. Die Essays kamen mir vor wie ein Überlebenskampf, um verloren gegangenes Vertrauen zurückzugewinnen. Der 1912 in Wien geborene Autor nahm sich schließlich 1978 das Leben. Für seine Arbeiten hatte er zuvor mehrere Preise erhalten.

Hazan (2004, S. 261) zieht Parallelen zwischen den Ausführungen Amérys zur Folter und zum Terror. In beiden Fällen wird das Grundgefühl der Sicherheit für immer durchbrochen.

Im zweiten Teil möchte ich nun ein Fallbeispiel vorstellen. Vorausschicken möchte ich, dass ich in 12,5 Jahren psychotherapeutischer Arztpraxis bisher zwei Patienten in Behandlung hatte, die aus politischen Gründen in der DDR inhaftiert waren. Warum kommen eigentlich so wenig Patienten mit Folgeschäden nach politischer Haft in psychotherapeutische Behandlung? Da kann ich nur Vermutungen anstellen. Vielleicht findet die Tagung darauf Antworten. Eine Patientin hatte in den 80er Jahren wegen Republikflucht mehrere Monate im Gefängnis gesessen. Sie befand sich von 1997 bis 2002 in analytischer Psychotherapie bei mir. Sie kam nicht, wie übrigens auch der Patient, den ich vorstellen möchte, wegen der Traumatisierung zu mir. Herr G., so möchte ich nun den Patienten nennen, kam auf Empfehlung eines behandelnden Internisten im Jahre 2001 in meine Sprechstunde, mit Depressionen, Ängsten und psychosomatischen Beschwerden, nachdem seine langjährige Partnerin ihn verlassen hatte und außerdem berufliche Schwierigkeiten hinzugekommen waren . In der Anamneseerhebung berichtete er von einer dreijährigen Haftstrafe wegen Republikflucht Ende der 70er, Anfang der 80er Jahre. Das Haftthema blieb in der Therapie (tiefenpsychologisch fundierte Einzeltherapie als LZT) lange Zeit im Hintergrund. Die Arbeit im Hier und Jetzt war auf Grund massiver Existenzängste, Depressionen und Schuldgefühle notwendig. Hier waren existenzielle Schritte zu begleiten, damit er bald wieder arbeiten konnte. Als Selbstversorger wollte er keinem auf der Kasse liegen. So orientierte ich mich an seinen Ressourcen und arbeitete begleitend, stabilisierend und nicht aufdeckend.

Hofmann und Reddemann (2004) beschreiben in der Therapie traumatischer Störungen die Notwendigkeit einer langen Stabilisierungsphase und den Vorrang bindungsorientierten Vorgehens. Die Schuldgefühle von Herrn G. versuchte ich zu containen. Herr G. fühlte sich schuldig, erklärbar über den Prozess der Regression zur infantilen Omnipotenz (Bohleber 2000). Auffällig war in den Therapiesitzungen sein ängstlicher Blick zur Tür, wenn ich aus dem Blickkontakt ging und scheinbar in diese Richtung sah. Dies ließ mich im Nachhinein an eine Form der malignen Internalisierung (Bohleber 2000) denken. Herr G. war und ist ein Überlebenskünstler. Diese Eigenschaft stützte ich, und er fühlte sich empathisch gespiegelt. Es dauerte über ein Jahr, bis wir auf die Haftzeit zu sprechen kamen. Hier berichtete er vom völligen Zurückgeworfensein auf sich und dem Fehlen empathischer Beziehungen (Bohleber 2000). In dieser kompakten, feindseligen Umgebung war die Knastarbeit eine existenzielle Ablenkung für ihn. Allerdings war die Norm so hoch, dass er in eine Überforderung geriet. Was nun? Er erzählte mir, wie er eines nachts von einer technischen Verbesserung im Ablauf der Arbeit träumte. Bei dieser Gelegenheit erinnerte er sich auch, wie lange er im Gefängnis noch von draußen träumte, und wie lange er dann später draußen noch von drinnen träumte. Mittlerweile hatte er auch einen Antrag auf Haftentschädigung gestellt. Beim Besuch seiner früheren Haftanstalt beantragte er ebenfalls Einsicht in eine mögliche Stasiakte.

Nach zwei Jahren Therapie hatte er einen sehr aggressiven Traum, in dem keiner der Beteiligten überlebte. Wir brachten diesen Traum mit seiner großen Wut gegenüber dem DDR-Staat in Verbindung, die bisher zu wenig Ventile gefunden hatte. Die Arbeit begann mittlerweile immer besser zu laufen, und Herr G. übte sich weiter in Selbstfürsorge, die ihm allerdings immer wieder Überwindung abfordere. So reichte er beim Versorgungsamt ein Schreiben zur Überprüfung von Haftfolgeschäden ein. Inzwischen konnten wir uns auch mehr seinem Elternhaus zuwenden. Er wuchs in behüteten Verhältnissen auf, zusammen mit einer zwei Jahre jüngeren Schwester. Seine Mutter sei herzensgut, jedoch vom Vater abhängig. Der sei ein Choleriker, war früher durch seinen Beruf selten da, und wenn er da war, konnte er sehr vereinnahmend sein. In der Therapie wurden Herrn G.s regressive Vaterwünsche deutlich, indem er sich auf ein männliches Gegenüber einließ, das ihn mit seinen Freiheitsimpulsen gewähren lässt und ihn dorthin begleitet, wohin er es möchte. Herr G. lebt seit zwei Jahren in seiner zweiten Partnerschaft. Aus der ersten Beziehung hat er einen Sohn, der ihm in seinem Freiheitsdrang ziemlich ähnlich sei. Mittlerweile sind wir in der 92. Stunde. Im letzten Jahr lief die Behandlung niederfrequent. Er sagt, dass er das alles ohne mich nicht geschafft hätte. Unsere regelmäßige Begegnung war ihm Anregung und Verpflichtung, etwas für sich zu tun. Zitat: »Wie würde ich vor Ihnen dastehen, wenn ich nichts unternommen hätte?« Er hat sich sehr stabilisiert, aber wozu braucht er mich noch? Anerkennung, Spiegelung, Bestätigung?

Der Abschluss der Behandlung steht an. Mögliche Gefahr ist z.B. eine

Pseudotrennung mit Abspaltung von Trauer und Trennungsschmerz/ Trennungswut und Wiederbelebung depressiver Zustände.

Literatur

Améry, Jean (1977): Jenseits von Schuld und Sühne. Stuttgart (Klett Cotta).

Behnke, Klaus; Stefan Trobisch (1997): Panik und Bestürzung auslösen. In: Die Vergangenheit lässt uns nicht los. Erweiterte Berichte der gleichnamigen Fachtagung am 25.04.1997 in Hamburg.

Bohleber, Werner (2000): Die Entwicklung der Traumatheorie in der Psychoanalyse. Psyche 9/10, Stuttgart (Klett Cotta), S. 797–839.

Bomberg, Karl-Heinz (2004): Hilfe für vergessene Häftlinge. In: Publik-Forum Oberursel Heft 17: 24.

Freyberger, Harald J., Jörg Frommer, Andreas Maercker, Regina Steil (2003): Gesundheitliche Folgen politischer Haft in der DDR. Expertengutachten. Hg: Konferenz der Landesbeauftragten für die Unterlagen des Staatssicherheitsdienstes der ehemaligen DDR.

Hazan, Yoram (2004): Anpassung an Terror – ein Widerspruch in sich. In: Forum der Psychoanalyse 20 (3).

Hofmann, Arne (2004): Eye Movement Desensitization and Reprocessing(EMDR). In: Sachse (Hg.): Traumazentrierte Psychotherapie, Stuttgart (Schattauer).

Laub, Dori (2001): Wie Peter Novick und Norman Finkelstein versuchen, den Holocaust zu entführen. In: Psyche 55. Jahrgang Juni 2001: 629–639.

Petzold, Hilarion (2001): Trauma und Überwindung – Menschenrechte, integrative Traumatherapie und die philosophische Therapeutik der Hominität. In: Integrative Therapie 27. Jahrgang, Heft 4.

Reddemann, Luise (2004): Trauer und Neuorientierung »Es ist was es ist«. In: Sachse (Hg.): Traumazentrierte Psychotherapie, Stuttgart (Schattauer), S. 8–76.

Traumatisierung durch politische Haft in der DDR und ihre transgenerative Weitergabe

Lutz Wohlrab

Politisches Trauma und Krankheit

Was ein Trauma sei, ist unter Psychoanalytikern umstritten. Die einen erweitern den Begriff, so dass beinahe jedes biografische Ereignis zum Trauma erklärt werden kann. Die andern wollen ihn »wieder neu auf seinen ursprünglichen Gehalt […] gründen« (Lellau 2005, S. 155). Wenn die Geburt ein Trauma ist (Rank 1924), dann sind wir alle traumatisiert. Wenn alle DDR-Bürger Opfer ihres Regimes waren, wird der Trauma-Begriff entbehrlich. Die DDR hatte Ähnlichkeiten mit einem Gefängnis. Das Gefängnis darin war aber noch viel schlimmer.

Uns interessiert nicht nur das Verhältnis von Trauma und Neurose. Auf unserer Tagung kann es nicht nur um die traumatische Neurose oder die Posttraumatische Belastungsstörung und deren individuelle Bewältigungs- oder Behandlungsstrategien gehen. Mir ist es ein Anliegen, dass die Traumatisierung durch politische Haft in der DDR als solche anerkannt wird. Ein Trauma kann auch dann vorliegen, wenn ein ehemaliger politischer Häftling nicht krank ist oder sich nicht krank fühlt. Er kann krank sein, ohne es zu wissen, denn die Schwere des Traumas korreliert nachweislich mit der Dauer der Haft (Freyberger et al. 2003). Stolz, Misstrauen gegen die Ämter oder mangelnde Krankheitseinsicht, bekanntlich ein Kennzeichen psychischen Krankseins, können den Gang zum Versorgungsamt verhindern. Wer dort einen Antrag stellt, macht gesundheitliche Folgeschäden geltend. Dazu muss der Betroffene einen Zusammenhang zwischen der Erkrankung und der Haft nachweisen bzw. eine psychische oder Persönlichkeitsstörung vor der Inhaftierung ausschließen. Im Gutachterverfahren muss er schließlich noch den Verdacht auf eine Begehrensneurose ausräumen, was als abschreckend und kränkend erlebt werden kann. Ferner muss hier auf das Dilemma der anerkannten Betroffenen hingewiesen werden. Es besteht darin, dass sie nicht gesund werden dürfen, da sonst ihr Versorgungsanspruch verloren ginge (Trobisch-Lütge 2004, S. 41).

Seelische Verletzungen heilen im Gegensatz zu körperlichen individuell sehr unterschiedlich aus – oder auch nicht.

> »Der Hals mit dem Kopf
> die Gliedmaßen heil
> der Bruch sitzt tiefer«

Mit diesen Worten beschrieb mein Freund und Kollege Martin Bernhardt, der sich mit 39 Jahren das Leben nahm, seine fünfmonatige Hafterfahrung (Bernhardt 1985, S. 87).

Die körperliche Folter, die Tortour, wie Jean Améry (1977) sie erschütternd beschrieben hat, ist traumatisierend. Sie wurde noch in der DDR angewendet und nach und nach durch systematische und geschulte psychische Folter ersetzt. Die Politischen wurden als Schwerverbrecher behandelt, sie kamen monatelang in Untersuchungshaft, wurden isoliert, verunsichert, bedroht und belogen. Sie wurden durch das Erzeugen von überwältigender Angst gezielt in absolute Ohnmacht versetzt, regelmäßig durch das Anhören von gespielter Folter im Nebenzimmer, durch Schlafentzug und inszenierte nächtliche Schreie und Lärm im Zellentrakt. Die Schwere und die Auswirkungen der psychischen Folter zu leugnen, dient der Abwehr von Schuld. Wir kennen das aus der Zeit nach dem Zweiten Weltkrieg. Auch in der DDR haben sich viele direkt oder indirekt schuldig gemacht, durch Mitmachen und vorauseilenden Gehorsam, durch Wegsehen oder Einsicht in die Notwendigkeiten. Günter Grass nannte die DDR eine »relativ kommode Diktatur« (Grass 1996, S. 7). Für ihn als Gast und für andere Privilegierte war sie sicher gemütlich, für die 300.000 politischen Häftlinge war sie es nicht. Falls die traumatisierenden Stasi-Haftbedingungen aber nicht geleugnet werden, so wird im nächsten Schritt nach einer Störung der Primärpersönlichkeit des Opfers gefragt. Auch dies dient der Schuldabwehr. DDR-Bürger wurden oft willkürlich oder auch nur wegen Kleinigkeiten eingesperrt. Das Problem bestand dennoch nicht darin, dass sich die Stasi in ihrem Übereifer unnötig Feinde gemacht hat, sondern das war die Lösung. Das Problem bestand in der Erhaltung der Macht der Partei. Zur Abschreckung und Einschüchterung der Bevölkerung musste von Zeit zu Zeit ein Exempel statuiert werden, das, je geringer der Anlass, eine umso größere Wirkung hatte. Macht hat immer ihren Preis. Manchmal kostet sie Menschen-, in der späten DDR kostete sie vor allem Seelenopfer.

In der Literatur der Holocaust- und Missbrauchsforschung werden einmalige traumatische Ereignisse von kumulativen Traumata (Khan 1963) unterschieden. Bei den Politischen kommt beides zusammen, die Verhaftung als akutes traumatisches Ereignis und die Haft mit ihren kumulativen Traumata. Die Staatssicherheit legte besonderen Wert darauf, dass die Verhaftung immer ein plötzliches Ereignis war. Sie sollte unvorhersehbar wie ein Unfall, eben ein Trauma sein, um das Ich des Sündenbocks absolut hilflos zu machen. Auf diese Weise kommt es, wie Psychoanalytiker wissen, rasch zu einer »narzisstischen Entleerung« des Ich (Eissler, zit. n. Bohleber 2000, S. 811) und während der Verhöre, die nichts anderes als ein Geständnis zum Ziel haben, zu immer stärkerer Regression. Um die narzisstische Entleerung aufzuhalten, identifiziert sich der Beschuldigte zwangsläufig mit dem Vernehmer, wodurch sein Selbstwert noch weiter sinkt. Der Verhörte kann sich der Gefahrensituation nicht entziehen. Er erfährt durch die stete Steigerung der Bedrohung eine Zunahme seiner Hilflosigkeit. Dabei kann er in einen Automatenzustand geraten und Phänomene wie Dissoziation, Depersonalisierung und Derealisierung ausbilden. Er kann falsche Geständnisse ablegen, suizidal werden oder in einen Affektstupor geraten, der dabei hilfreich sein kann, die Grausamkeiten der ersten Tage und Wochen zu überstehen.

Mit Werner Bohleber interpretiere ich die Verhörszene noch weiter: »Der innere Verlust jeglichen empathische Bedeutung vermittelnden Objekts führt in der traumatischen Situation zur Projektion der Empathiebedürfnisse auf den Täter und zu dessen maligner Internalisierung« (Bohleber, S. 822). Die Projektion der Empathiebedürfnisse wird später schamvoll erinnert und schuldhaft verarbeitet. Als noch problematischer erweist sich aber die maligne Internalisierung des Täters. Stavros Mentzos (1982, S. 44) unterscheidet drei Stufen der Internalisierung: die Inkorporation, die Introjektion und die Identifizierung, die ihre reifste Form darstellt und konstante Objektbeziehungen mit relativ gut tolerierten Ambivalenzen voraussetzt. Die traumatische Situation führt zu einer starken Regression und somit bis auf das Niveau der Inkorporation. Diese entspricht dem Zeitpunkt vor der Differenzierung von Selbst und Objekt. So nennt auch Ulrich Sachsse das, was sich in einer traumatischen Situation abspielt, eine »Verschmelzung« (Sachsse 2004, S. 137). Man könnte ebenso gut von einer Vergiftung sprechen, wie das Stefan

Trobisch-Lütge tut. Er nennt sein Buch über die politisch Traumatisierten in der DDR »Das späte Gift«, um deutlich zu machen, was für eine nachhaltig vergiftende Wirkung Stasi-Haft hat. Schon Jahre vorher nannten Behnke und Fuchs ihr Buch »Zersetzung der Seele« (1995). Sie benutzten den Stasi-Begriff der »Zersetzung«, um darauf aufmerksam zu machen, dass die Staatssicherheit Menschen innerlich besetzt und zerstört hat.

Posttraumatische Zustände

Die traumatische Situation führt zu Störungen der Erinnerung und der zeitlichen Kontinuität. Die Abspaltung des Traumas vom normalen Erleben fördert die »Regression zur infantilen Omnipotenz und zu einem archaischen Über-Ich« (Bohleber, S. 832). Fantasien der eigenen Schuld sollen »dem ganzen unbegreiflichen Geschehen einen Sinn« geben und sie enthalten die Illusion, das Geschehen »auch wieder gutmachen« zu können (Bohleber, S. 832f).

Politisch Traumatisierte haben ihr »Weltvertrauen« (Améry 1977) verloren. Dazu muss man nicht von Polizeileuten geprügelt werden. Psychische Folter kann, das belegen die Fallgeschichten von Trobisch-Lütge, das gleiche Ergebnis haben. Der politisch Traumatisierte hat die Erfahrung gemacht, reines Objekt eines anderen, des »Gegenmenschen«, wie Jean Améry ihn nennt, geworden zu sein. Politisch Traumatisierte sind in ihrer Beziehungsfähigkeit nachhaltig gestört.

Eine Psychoanalyse, die behauptet, dass es keinen Zufall, kein Schicksal und kein Pech gibt, wirkt retraumatisierend, meint Sachsse. Mit einem Satz wie: »Alles, was einem widerfährt, habe man unbewusst gewünscht«, wird das Opfer zum »Mittäter aufgrund unbewusster Prozesse« (Sachsse, S. 139), vor allem von masochistischen Triebwünschen. Die Psychoanalyse ist gegenwärtig dabei, diese Einstellung zu ändern. Aber auch die Opfer politischer Willkür geben sich aufgrund der Regression zur infantilen Omnipotenz selbst die Schuld an ihrem Schicksal und erwarten mittels projektiver Identifizierung, dass auch andere so von ihnen denken. Mancher Behandlungsversuch wird schon im Ansatz stecken bleiben, denn Betroffene unterliegen einem inneren Zwang, sich früher oder später unbeliebt machen zu müssen. Misstrauen, sozialer Rückzug, selbstzerstörerisches Verhalten, Suizidalität und Suchterkrankungen kommen bei politisch Traumatisierten häufig vor (Trobisch-Lütge, S. 74).

»Das Trauma wird zum schwarzen Loch in der psychischen Struktur« (Bohleber, S. 823). Das kann zu Somatisierungen, chronischen Depressionen und Apathie führen. Verfolgungsschäden bieten also ein bunteres Bild als die Posttraumatische Belastungsstörung. Die Symptome erscheinen oft unspezifisch, sie können auch andere Ursachen haben. Wenn sie aber zusammen mit Haft in der Anamnese auftreten, sollte der kausale Zusammenhang zunächst nicht angezweifelt werden. Es ist für politisch Traumatisierte schwer genug, überhaupt zum Psychotherapeuten in die Sprechstunde zu kommen, zu sehr erinnert das Setting an die Verhörsituation. Außerdem ist es für sie schwer, vom Trauma zu berichten. »Der Verlust des empathischen inneren Anderen zerstört die Fähigkeit, das Trauma zu erzählen« (Bohleber, 821). An die Stelle des Erzählens tritt der Wiederholungszwang, das Agieren des Traumas, auch in den Vorgesprächen. Ich lernte einen Patienten kennen, der wegen versuchter Republikflucht im Gefängnis saß und zu allen Probestunden z.T. erheblich verspätet kam. Als ich ihn damit konfrontierte, rannte er augenblicklich, wütend und schimpfend aus dem Sprechzimmer und brach so den Behandlungsversuch ab. So einen massiven Affektdurchbruch habe ich selten erlebt. Ich hatte Herzklopfen, empfand Wut und Hass auf diesen Patienten, der seine Gefühle nicht mit mir besprechen wollte, aber auch Schuld, nicht geholfen zu haben.

Da das archaische Über-Ich leicht auf den Therapeuten übertragen wird, sind Traumatisierte schwer zu behandeln. Sachsse empfiehlt, nicht zuletzt zum Schutz des Therapeuten, imaginative Behandlungsmethoden wie die Screen-Technik oder das EMDR, am besten noch unter stationären Bedingungen, statt modifizierter psychoanalytischer Methoden. Hirsch (2004) arbeitet dagegen mehr oder weniger modifiziert und ambulant psychoanalytisch.

Typischerweise wird ein psychisches Trauma jahrelang geleugnet oder verdrängt. Der Traumatisierte kann sich im Alltag realitätsgerecht verhalten und eine Pseudonormalität ausbilden. Er kann z.B. Lehrer werden und eine Familie gründen. Nur von Zeit zu Zeit, wenn er getrunken hat, bricht etwas Malignes bei ihm durch. Bei einem meiner Patienten regte die Beobachtung einer solchen Situation, die er als vierjähriges Kind machte, die Fantasie an, dass seine Eltern in Wirklichkeit Teufel sind. Er war sich sicher, dass er das keinem sagen durfte, weil sie sonst sofort zu echten Teufeln geworden wären. 1946 wurde der Vater dieses Patienten, der damals 16 Jahre alt war, wegen angeblicher Spionage zu 25 Jahren Lagerhaft verurteilt. Bis 1951 saß er im Schweigelager Sachsenhausen ein, das er als Kommunist (Identifikation mit dem Aggressor/maligne Internalisierung) verließ.

Transgenerative Weitergabe

Die Weitergabe des Traumas eines Elternteils erfolgt als »organisierender Faktor« (M.S. Bergemann, zit. n. Bohleber, S. 815) im Leben der Kinder. Kinder können die Aufgabe bekommen, das Trauma ungeschehen zu machen, Verletzungen zu heilen, den Familienstolz wiederherzustellen oder andere Delegationen der Eltern zu erfüllen. Das betroffene Kind lebt folglich »in zwei Wirklichkeiten, der eigenen und der, die der traumatischen Geschichte der Eltern angehört« (Bohleber, S. 816). Indem das Kind einen Raum für das Trauma zur Verfügung stellen muss, werden ihm die Ängste des traumatisierten Elternteils eingeschrieben. Solche Containerfunktion muss ein Kind überfordern. Aber auch das maligne Introjekt kann an den Sohn oder die Tochter weitergegeben werden. Häufig gibt es Eltern, die die erfahrene Gewalt direkt an die Kinder weitergeben, die ihre Kinder durch körperliche oder psychische Gewalt (Psychoterror) zu Opfern, und sich selbst zu Tätern machen (Hirsch 1997, S. 294).

Was für viele Kriegskinder der zweiten Generation zutrifft, gilt ebenso für die Kinder politischer Häftlinge. Sie können an den Traumen ihrer Eltern erkranken und deshalb in unsere Behandlung kommen.

Fallbeispiel

Als mein Patient viereinhalb Jahre alt war, wurde sein Vater, ein Grafiker, wegen zwei Karikaturen, die ihm als »staatsfeindliche Hetze« (§ 106 StGB DDR) ausgelegt wurden, verhaftet. Der Patient erinnert sich an die großen schwarzen Autos und die Männer in ihren langen Ledermänteln, die den Vater in der Nacht abholten. Der Sohn hat ihn dann viele Jahre nicht wiedergesehen. Das war 1968. Der Vater hatte Karikaturen gemacht, die sich auf Walter Ulbricht und den Prager Frühling bezogen. Wie ängstlich müssen die Mächtigen gewesen sein, wenn sie das schon als staatsgefährdend eingestuft haben, könnte man vielleicht denken. Diese Verhaftung erscheint mir aber ein typischer Willkürakt zu sein, der vor allem abschreckende Funktion hatte. Dem Grafiker brachte er eine lange Haftstrafe ein. Sein Leben wurde gewissermaßen geopfert, damit wieder Ruhe im Land herrscht. 1971 wurde er vom Westen freigekauft. So brachte er schließlich noch dringend benötigte Devisen in die DDR. Er ist bis heute verbittert, fühlt sich auch im Westen benachteiligt und immer noch von Feinden umringt. Er fühlt sich heute so, wie sich die paranoide DDR-Führung damals gefühlt haben könnte, was ich als einen Ausdruck der malignen Internalisierung verstehe.

Mein Patient hat auf traumatische Weise seinen Vater verloren. Das ist ein Trauma im engen psychoanalytischen Sinn, wie es häufiger in anderen Kontexten vorkommt. Seine Mutter nutzte die Haftstrafe ihres Mannes, um die ohnehin zerrüttete Ehe scheiden zu lassen. Sie musste von nun an allein und mit einfachen Arbeiten für den Unterhalt ihrer fünf Kinder sorgen. Das Geld reichte nie.

Mein Patient war in den letzten Jahren ein so guter Schüler, dass er zum Lehrerstudium delegiert wurde. Er gab seinen Beruf aber aus Selbstunsicherheit noch zu DDR-Zeiten auf. Er entwickelte eine chronische Depression, zog sich zurück und dachte daran, sich das Leben zu nehmen. Anlass, Jahre später in Therapie zu kommen, waren impulsive und heftige Streits mit seinem Partner, die mit Handgreiflichkeiten verbunden waren und ihn befürchten ließen, sein »spätes Glück« wieder zu verlieren. Er fürchtete unbewusst eine Wiederholung des Vaterverlustes. Die unbewusste Schuld des ödipalen Siegers verbindet sich in diesem Fall mit der transgenerativen Weitergabe der malignen Internalisierung des Verfolgers des Vaters. Die aggressive Gehemmtheit des Patienten, verbunden mit aggressiven Durchbrüchen, stellt einen Abwehrversuch der Identifizierung mit dem Aggressor bzw. des malignen Introjekts dar. Wenn die Mutter auf ihren Jungen böse war, hieß es: »Du bist wie dein Vater«. So wollte er natürlich gerade nicht sein. Mutters Vorwürfe ärgerten ihn, unbewusst musste er fürchten, sie auch noch zu verlieren, wenn er seine Wut herauslassen würde. Die Angst vor dem Mutterverlust verstärkte seine aggressive Hemmung noch. In einer kindlichen Grausamkeit, die Symbolcharakter hat, tötete er mit elf Jahren die Katzenmutter, damit das Jungen endlich ein Ende hat. An Sterilisation hatte die Mutter offenbar nicht gedacht. Es war die traditionelle Aufgabe der Geschwister, jedes Mal die jungen Katzen umzubringen. Nun war die Reihe an ihm. Dieser Triebdurchbruch steht in der Wahrnehmung des Patienten isoliert in seiner Biografie. Er ist heute erschüttert, wenn er daran denkt, dass er so etwas getan hat. Triebdurchbrüche tauchen erst wieder in der auslösenden Situation auf.

Der Patient sieht sich und seine Mutter als Opfer an, nicht aber seinen Vater. Er gibt ihm die Schuld oder zumindest die Verantwortung für seine Verhaftung. Er hätte die Karikaturen ja nicht zeichnen müssen, er hätte doch wissen müssen, welche Folgen so was haben kann. Die Schuld der Stasi wird relativiert, das Opfer wird zum Mittäter gemacht, das Familienklima bleibt vergiftet. Seit Jahren ist der Kontakt zum Vater abgebrochen. Der Patient erinnert sich vage, den Vater irgendwie in dessen Erwartungen enttäuscht zu haben, was zum letzten Kontaktabbruch nach der Wende geführt hat.

Therapiekonzepte

Die psychoanalytische Behandlung der Kinder der Opfer unterscheidet sich theoretisch wenig von der Behandlung der Opfer. Sie kommt aber leichter zustande. Die Gegenwart eines empathischen Zuhörers soll dabei helfen, die Erinnerungs-Fragmente zu einem Narrativ zusammenzubinden (Laub, zit. n. Bohleber, S. 821). Das Erzählen soll Distanz zum traumatischen Ereignis schaffen, das so ein Stück weit externalisiert werden kann, und es verbessert die Fähigkeit zur Symbolisierung. Nach Hirsch liegt

> »das Prinzip der Therapie von Traumatisierten [...] in der Förderung bzw. der Wiederherstellung der Symbolisierungsfähigkeit und damit in der Förderung der Entwicklung von Ich-Strukturen, die sich an der Grenze zwischen getrennten Objekten bilden, d.h. an der Aus-einander-setzung [...] von Therapeut und Patient. Weil aber die Sprache dabei zu wenig verstanden wird, muss erst einmal auch der Therapeut in gewissem Sinne mitagieren« (Hirsch 2005, S. 114).

Das kann nach meiner Erfahrung auch dadurch sinnvoll geschehen, auf Bücher und Gedenkstätten hinzuweisen. In der Berliner Beratungsstelle *Gegenwind* werden sogar gut vorbereitete, gemeinsame Besuche von Haftanstalten in den Behandlungsplan integriert (Trobisch-Lütge, S. 142f). Opfer sollten sich mit ihrer Vergangenheit aussöhnen (Trobisch-Lütge, S. 154), gute Erinnerungen wieder zulassen und die »Kontinuität in der individuellen Lebensgeschichte« (Süß 2004, S. 16) wieder herstellen können.

Ich denke, dass es in der Behandlung vor allem darauf ankommt, die maligne Introjektion immer wieder aufzudecken, zu analysieren und durchzuarbeiten. Auf die Widerstände, die dem entgegen wirken, wie die Verleugnung (Haft in der DDR war nicht so traumatisierend), die Identifikation mit dem Aggressor (Zweifel an der Integrität der Primärpersönlichkeit) und auch die Regression zu infantiler Omnipotenz (in der Bestrafung muss Sinn stecken) ist dabei besonders zu achten.

Anwendung auf den Fall

Mein Interesse an der Geschichte des Vaters des Patienten war größer als dessen Interesse an seinem Vater. Eine Erzählung über den Vater sollte den Sohn ihm wieder näher bringen und gleichzeitig Distanz zum traumatischen Ereignis schaffen, das beide betrifft. Ich hatte zunächst ein inneres Bild von der Versöhnung zwischen Vater und Sohn. Ich stellte mir vor, dass der Patient auf diese Weise seine aggressiven Seiten vom Vater zurückprojizieren könnte. Seine aggressive Gehemmtheit führte schließlich zu den kritischen Affektdurchbrüchen, die den Bestand seiner Beziehung in Frage stellen. Ich nahm an, dass mein Patient den malignen Verfolger so wie sein Vater introjiziert hat, weil er dem Vater die Schuld an dessen Verhaftung gibt (Regression zu infantiler Omnipotenz). Ich kann mir auch vorstellen, dass sich der Vater im Gefängnis immer wieder selbst die Schuld an seiner Verhaftung gegeben hat. Der Patient leidet ferner an seiner Spaltung: gute Mutter/böser Vater, die es aufzulösen gilt, indem er sich innerlich mehr mit der Mutter auseinandersetzt und sich gleichzeitig dem Vater annähert.

Im Verlauf war ich aktiv, ich schlug vor, einmal in die Gedenkstätte Hohenschönhausen zu fahren, um sich ein Bild von den Haftbedingungen des Vaters zu machen, oder dem Vater einen Brief zu schreiben, um sich nach dessen Haft zu erkundigen. Gegen beides sträubte sich der Patient. Es stellte sich in diesem Fall als glücklich heraus, dass ich von einer Ausstellung über Politische Karikatur in der DDR hörte und den Patienten fragte, ob sein Vater daran wohl beteiligt sei. Mein Patient setzte sich mit dem Museum in Verbindung und erfuhr dort Interesse an seinem Vater. So wurde es ihm möglich, auch gute Seiten am Vater zu sehen. Er hatte nun einen Anlass, dem Vater zu schreiben, und brachte Briefentwürfe in die Stunden mit. Wir machten hier quasi Übungen mit dem leeren Stuhl. Gleichzeitig entwickelte sich eine persönliche Korrespondenz zwischen einem Museumsmitarbeiter und dem Patienten. Schließlich gelangen ihm Formulierungen an den Vater, mit denen sich sein kritisches Ich zufrieden geben konnte. Gespannt wartete er auf Antwort. Am Ende des Briefes konnte sein sonst so weitschweifiger Vater auf den Wunsch des Sohnes, den Vater eines Tages doch einmal still zu umarmen, empathisch eingehen. Es wechselten weitere Briefe. Der Patient war bald wieder vom Vater enttäuscht, der nur an sich denken würde. Ich klärte ihn wiederholt über das Wesen oder die Wesensveränderung von politisch Traumatisierten auf und gab ihm das Buch von Trobisch-Lütge zu lesen, was viel Verständnis weckte. Der Patient hat inzwischen festgestellt, dass er seinen »Gnatz und Groll« auf den Vater verloren hat. Ein echter Gewinn der Behandlung besteht für ihn darin, dass er nach einem Streit mit dem Partner, seine eigenen Anteile daran kritisch hinterfragen, sich besser in den Partner einfühlen und sich sogar wieder mit ihm versöhnen konnte. Er meint, dass er wirklich etwas gelernt hat in der Therapie, die noch nicht abgeschlossen ist.

Abschließende Bemerkungen

Die Heilung von Verfolgungsschäden hängt nicht nur von den Ergebnissen individueller Psychotherapien, sondern auch von den gesellschaftlichen Rahmenbedingungen ab. Viele ehemals politisch Verfolgte sind heute verbittert. Sie fühlen sich nicht anerkannt und gewürdigt. Sie vergleichen ihre meist geringen Einkünfte, die ein Resultat der Verfolgung sind, mit den hohen Renten der DDR-Funktionäre und Stasileute, die jene sich vor dem Bundesverfassungsgericht erstritten haben. Diese Ungerechtigkeit wird in der Öffentlichkeit kaum wahrgenommen. Das 3. SED-Unrechtsbereinigungsgesetz existiert, ebenfalls von der Öffentlichkeit unbeachtet, seit 2001 nur als Entwurf. In ihm ist eine »Ehrenpension für verwaltungsrechtlich oder beruflich Rehabilitierte mit mehr als zwei Jahren Verfolgungszeit und politisch Verfolgte mit mindestens einem Jahr Freiheitsentzug« vorgesehen (Eisenfeld 2002, S. 15). Diese Kriterien sind eng. Mit einem solchen Gesetz würde eine definierte Gruppe Betroffener als politisch traumatisiert anerkannt, auch wenn sie keine gesundheitlichen Folgeschäden nachweisen können oder wollen. So würde auch den politisch Verfolgten, die keine Anträge an die

Versorgungsämter stellen, mehr Gerechtigkeit widerfahren. Vor allem aber dürften die als Traumatisierte bereits anerkannten Betroffenen gesund werden, ohne die bisher gewährte Versorgung zu verlieren.

Literatur

Améry, Jean (1977): Jenseits von Schuld und Sühne. Stuttgart 2000.

Behnke, Klaus & Fuchs, Jürgen (Hg.) (1995): Zersetzung der Seele. Psychologie und Psychiatrie im Dienste der Stasi. Hamburg (Rotbuch).

Bernhardt, Martin (1985): Gefrierpunkt nun. In: Zerfall & Abriß. Greifswald in den 80er Jahren (Fotografien von Robert Conrad, Bericht von Lutz Wohlrab, Gedichte von Martin Bernhardt). Nur in der 3. Auflage, Berlin (Lukas-Verlag 2002).

Bohleber, Werner (2000): Die Entwicklung der Traumatheorie in der Psychoanalyse. Psyche 54: 797–839.

Eisenfeld, Peter (2002): Defizite bei der Rehabilitierung politisch Verfolgter des SED-Regimes. In: Horch und Guck 39: 13–16.

Freyberger, Harald J.; Frommer; Jörg; Maercker; Andreas & Steil, Regina (2003): Gesundheitliche Folgen politischer Haft in der DDR. Konferenz der Landesbeauftragten für die Unterlagen des Staatssicherheitsdienstes der ehemaligen DDR, Dresden.

Grass, Günter (1996): Wir alle sind Kinder der Aufklärung. Interview. In: Wespennest 100, siehe auch unter: www.kaindlstorfer.at

Hirsch, Mathias (1997): Schuld und Schuldgefühl, Göttingen (Vandenhoeck 2002).

Hirsch, Mathias (2004): Zur psychoanalytischen Therapie traumatisierter Patienten. In: Sisyphus – Jahrbuch Colloquium Psychoanalyse: 113–130.

Khan, M.R. (1963): Das kumulative Trauma. In: ders., Selbsterfahrung in der Therapie. München (Kindler 1977), S. 50–70.

Laub, Dori (2000): Eros oder Thanatos? Der Kampf um die Erzählbarkeit des Traumas. Psyche 54: 860–894.

Lellau, Jürgen (2005): Zum Problem des Traumabegriffes in der Psychoanalyse. Forum Psychoanal. 21: 143–155.

Mentzos, Stavros (1982): Neurotische Konfliktverarbeitung. Frankfurt a. M. (Fischer 1994).

Trobisch-Lütge, Stephan (2004): Das späte Gift – Folgen politischer Traumatisierung in der DDR und ihre Behandlung. (Vorwort von Marianne Birthler). Gießen (Psychosozial-Verlag).

Rank, Otto (1924). Das Traum der Geburt und seine Bedeutung für die Psychoanalyse. Gießen (Psychosozial-Verlag 1998).

Sachsse, Ulrich (2004): Arbeit in und an der Übertragung bei Traumatisierten: Indikation oder Kontraindikation? In: Sisyphus – Jahrbuch Colloquium Psychoanalyse: 131–152.

Süß, Sonja (2004): Vergessen und Erinnern – zwei lebensnotwendige Fähigkeiten. In: Horch und Guck 48: 11–17.

Wohlrab, Lutz (2005): Hilfe für politisch Traumatisierte (Rezension des Buches von Trobisch-Lütge). In: Horch und Guck 49: 81f.

KZ – Trauma ohne Ende

Ein Spiegel ist zerbrochen

Inge Brüll

Der Titel meines Vortrages »KZ – Trauma ohne Ende« wurde durch einen Redaktionsfehler im Programm: »KZ, eine Geschichte ohne Ende«. Das schien zunächst alles zu verflachen, assoziiert am fantasievollen Märchen »Eine unendliche Geschichte«, als ob sich ein KZ-Trauma je zu einer Geschichte machen und neutralisieren ließe. Andererseits ist das traumatische Grauen nicht anders zu fassen, als dass man Worte sucht, es zu verstehen, und das Unaussprechliche durch das Narrativ zur Geschichte werden lässt.

Sein Hund war gestorben und das hatte ihn suizidal werden lassen. Da war einer, der war auf den Hund gekommen, eine Einsamkeit, die keine Brücken kennt, das leere Bellen ohne Resonanz: Das Ich nur noch in der Selbstzerstörung wahrnehmbar.

Er kam im Winter 1991, stattlich, Anfang fünfzig, etwas wie ein DDR-Linker, ein wenig Künstler, fähig sich flüchtig zu zeigen und Kontakt zu nehmen. Er sei von allem abgeschnitten, als IM habe er ausgedient, seinen Job an der Uni, für alles Kulturelle zuständig, habe er verloren und der Kreis der Bürgerrechtler, in dem er als guter Onkel mit den Kindern der Inhaftierten auf dem Spielplatz Vögel gefüttert hatte, war voller Entsetzen von ihm zurückgewichen. Er war im Niemandsland und seinem Sohn wolle er sich nicht zumuten.

Ich wurde damals 1991 an ein Eigenes erinnert, als ich zum IM geworben werden sollte, als es hieß: »Du verkehrst doch in Kreisen, da kannst Du doch hinhören«, darauf mein kurzes Erschrecken, das ruckartige Sich-Verweigern: »Ich auf keinen Fall!« mit dem ängstlichen Vakuum »was war denn das, folgt da noch mehr, eine Lawine, nicht zu bewältigen?«

Nach der Wende 1989 war man plötzlich neben Menschen, die einem wertvoll waren, die waren IM gewesen und man wollte in deren Abgrund nicht wirklich hineinschauen. Dankbar war man für die eigene Biografie, wo

Herkunft und Verwurzelung ausreichender Schutz waren, sich abgrenzen zu können und nicht in diesen Strudel von Missbrauch und Missbrauchtwerden zu geraten.

Der Patient erzählte von sich und der moralische Alltagsdiskurs war hier nicht mehr tauglich: Er sei mit seiner Mutter allein aufgewachsen, sie sei unmittelbar nach dem zweiten Weltkrieg in einer hohen staatstragenden Funktion tätig gewesen. In den Nachkriegsjahren habe er mit ihr zusammen bei Kerzenschein Marx und Engels gelesen. Die Mutter war im KZ gewesen und von einem Vater war nie die Rede. Im Nebenzimmer trafen sich die ehemaligen KZ-Häftlinge, und Bruno Apitz las die entstehenden Teile seines Romans »Nackt unter Wölfen«.

Der Traum des Patienten, ein Künstler zu werden, hatte sich nicht verwirklicht, später gestaltete er Thälmannecken und Kulturprogramme. Schon als Kind habe es ihn umgetrieben, er sei, da er oft allein war, die Mutter viel beschäftigt und unterwegs, abends stundenlang durch die Straßen gelaufen, habe in die Fenster geschaut, teilgehabt am Lampenschein und dem Familienleben anderer, und es sei eine sehnsüchtige Hochstimmung aufgekommen. Eine eigene Familie hatte es gegeben, die Frau hat ihn verlassen, eigentlich ohne wirklichen Grund, der Sohn habe Kunst studiert, er sei schon stolz auf ihn, der Kontakt ist jedoch rar.

Zwischen uns hatte es nur eine kurze therapeutische Begegnung gegeben, einige Monate aus der Krise heraus. Ich konnte ihn damals nicht die Treppe hinunter begleiten. Wir hatten vorher von den dunklen Verliesen gesprochen, in denen es lagert und er sagte, er wolle es nicht, seine Angst sei zu groß.

Als er nach einem kurzen Sommerurlaub mit der Botschaft zurückkam, er habe eine wunderschöne üppig und buntgekleidete Frau getroffen und sie hatten sich gefunden, dachte ich: Er war 10 Jahre alt, als die Mutter 1950 mit den Männern im Nebenzimmer saß und »Nackt unter Wölfen« entstand. Sicher hatte die Mutter damals (zu dieser Zeit war ich ein pubertierendes Mädchen) ein gutes Parfum und weite fließende Röcke mit Wespentaille, und er hatte sie schön gefunden. Heute kann ich nicht mehr sagen, ob das Lebendige, Freudige in der Therapie damals auf mich übersprang, jedenfalls war die Schuld übersprungen worden.

Schuldfähigkeit als Indikator für Reife und Therapieerfolg war es nicht, eher ein Einblick in die Abgründe und das Zeichen für das Unerbittliche des Lebenwollens. Obgleich die Therapie damals im Sinne einer Krisenintervention nur wenig Internales befördert hatte, hat es mich all die Jahre nicht in Ruhe gelassen.

Wie konnte diese Spaltung entstehen?

Er ist unter den Bürgerrechtlern, die von der Straße weg ins Unbekannte verhaftet werden, der beste Onkel, hütet die Kinder, wie er wohl selbst gehütet sein wollte und verrät deren Eltern ohne Schuld und Scham.

Was hatte die Mutter erlebt, dass der Spiegel zerbrochen war, in dem sie ihren Sohn hätte spiegeln können, dass sie ihn narzisstisch aufgeladen hat und nicht hüten konnte und ihre Liebe ihn doch verloren gehen ließ?

Wie sind die archaischen Vorformen der Über-Ichs zu verstehen, die primitiven Abwehrmechanismen und die eingeschränkten Ich-Funktionen, kommt es nur zu Teilobjektbeziehungen und sind die inneren Repräsentanzen von Selbst und den Objekten so unsicher?

Nach Bohleber (2000) durchschlägt das Trauma den Schutzmantel, den die seelische Bedeutungsstruktur des Menschen bildet und Cohen (1985) zufolge verstummt im Trauma das innere Objekt als empathischer Vermittler zwischen Selbst und Umwelt. Hoppe (1962) spricht von Zerstörung des Urvertrauens und Eissler (1968) von narzisstischer Entleerung. Hinter dem Wenigen verbirgt sich die umfangreiche Literatur, die sich mit den Traumafolgen der KZ-Opfer und den Folgen des Holocaust befasst hat.

Der Patient hatte mich nicht entlassen, wie ich ihn nicht verlassen konnte, vielleicht ein Zeichen der Bindung und Konstanz zwischen ihm und der Mutter in den Jahren der Trennung, als die Mutter im KZ gewesen war. Ich habe versucht, mich nach Jahren diesem Patienten noch einmal zu nähern: Die Lektüre von »Nackt unter Wölfen«, früher von mir verschmäht und selbst in der Schullektüre meiner Kinder nicht wahrgenommen, wurde zu einer beeindruckenden Offenbarung intrapsychischen Geschehens für das Grauen struktureller Zersplitterung.

Was uns als reife Persönlichkeit zur Verfügung steht, um die Selbstkohäsion zu gewährleisten, geht verloren. Das Gelingen wechselseitiger Beziehung mit der Wirkung von Trennung und Eindringen, in Beziehung treten und Verschmelzen verbal und nicht verbal, zu beobachten und zu kontrollieren, wird ausgelöscht und geht im Sinne Beckers (1990) in eine lebensrettende Regression auf unreife Abwehrmechanismen quasi praepsychotisch in eine paranoid-schizoide Position über. Das Lesen der Texte von »Nackt unter Wölfen« hat mir das sinnlich erfahrbar gemacht und daran möchte ich Sie teilhaben lassen.

Es folgen Textpassagen, in denen einige der unreifen Abwehrmechanismen eine Darstellung finden:

- Normative Unterwerfung an idealisierte Objekte
- Substitut zur Regulierung von Selbstwert und Beziehungsregulierung
- unreifes Über-Ich Ideal
- Spaltung und Frakturierung
- Reduzierung auf das Körperselbst
- Angesichts totaler Vernichtung mobilisiert sich das Größenselbst und letztlich der
- Wunsch nach Bindung, was die Grenzen von Selbst und Nichtselbst auflöst

Im Text des Romans geht es kurz vor dem Ende des Krieges (Remagen war bereits eingenommen) um die Vorbereitung des bewaffneten Widerstandes im KZ Buchenwald. Es galt die endgültige Liquidierung der KZ-Häftlinge zu verhindern. In dieser Situation tritt das Ereignis ein, dass ein Kind in einem Koffer in das Lager gebracht wurde.

Was wir unter normativer Unterwerfung an idealisierte Objekte verstehen, liest sich bei Bruno Apitz so:

> »Im Abwägen der Notwendigkeiten wogen am Schwersten die Pflichten. Konnte der ganze Widerstandsapparat wegen eines Kindes in Gefahr gebracht werden [...] Manchmal ist das Herz ein gefährliches Ding [...] Unter den politischen Häftlingen war das Gesetz der Konspiration wirksam, dass sie durch bedingungsloses Vertrauen miteinander verband. Es gab keine Neugier, sondern nur wissendes Schweigen. Es gab eine strenge innere Disziplin und das Bewusstsein der unbedingten Zusammengehörigkeit, dass keine unbedachten Fragen ließ für Dinge, die man nicht zu wissen brauchte. Es gab eine selbstverständliche Unterordnung, Wichtigem durch Schweigen zu dienen. So schützten sie sich gegenseitig und bewahrten Geheimstes vor Entdeckung. Überall Genossen, die das in Schweigen eingebettete Wissen im Herzen trugen. Die Partei, der sie verbunden waren, war mit ihnen im Lager unsichtbar, unangreifbar, allgegenwärtig« (S. 31).

Die Partei, das ist hier das Substitut in der Regulierung von Selbstwert und Beziehungsregulierung, und im Text heißt es dann weiter »sonst glichen sie alle einander in ihren dreckigen Lumpen mit dem roten Winkel und der Nummer auf der Brust« (S. 32).

In der mühsamen Balance um ein narzisstisches Gleichgewicht findet sich ein unreifes Über-Ich Ideal, was sich im Text dann so ausdrückt: »Ein Mensch, der Anspruch erhebt, diesen Namen zu tragen, muss sich in allem seinem Tun stets für die höhere Pflicht entscheiden« (S. 144). Diese bis zur Dämagogie verfälschten Splitter mühsamen Überlebens drangen, wie viele von uns wissen, in den Alltag der DDR allgegenwärtig ein.

In der Folge des Romans muss die Entscheidung getroffen werden, ob das Kind aus dem Lager weg in den sicheren Tod oder als natürliches Bedürfnis, junges Leben schützen zu wollen, im Lager verbleiben kann, damit würde aber gleichzeitig das Leben Tausender riskiert. Im Text:» hier geht es nicht um ein Kind, sondern um 50.000 Menschen, B. wollte sich nicht von der Erregung einfangen lassen« (S. 30).

Infolge unerträglicher Spannung kommt es zur Spaltung und Frakturierung.

> »Hatte das Kind dort im Winkel die schmerzende Erinnerung ihm aus dem Verlies der Brust gezogen, sie überschwemmte mit einem Mal sein Inneres und er staunte, dass es in einer ihm fremd gewordenen Welt eine Frau gab, die seine Frau war, es begann zu irisieren und es umwirrte ihn wie die Trümmer einer geborstenen Welt im lichtlosen Raum, er erstarrte wie in einem nachtschwarzen Raum, die Gewalt der Erinnerung machten die Gedanken welk, dass sie in nichts zusammenfielen, und er fühlte nur noch überstark den warmen Druck seiner eigenen Hände am Gesicht. Plötzlich hatte er die mehr als seltsame Vorstellung zweier Hände aus dem Dunkel heraus, die sein Gesicht umspannten und eine wesenlose Stimme raunte: ›Andre, so ein armes kleines Kind‹. Er schreckte auf: ›bin ich verrückt?‹ Die Luftkühle strich über die Wangen, er sah seinen zurückverwandelten Händen zu, die folgsam die gewohnten Handgriffe ausführten, die Hose zusammenlegend, die Jacke mit der Nr. nach außen, wie die Vorschrift es war« (S. 36).

Später in einer Folterszene wird erfahrbar und präzise gedacht *die Reduktion auf das Körperselbst* beschrieben.

> »Die Dunkelheit in ihrem schwarzen Zellenkasten war ein schwarzer, abgestorbener Klumpen Nacht, herausgeschnitten aus dem Leib der draußen atmenden Natur. Nun besaßen sie nichts mehr als ihr eigenes Herz, das so sonderbar lebendig klopfte, wie eine emsige Uhr. Seine Gedanken kamen vor dem Block der Schuld nicht weiter. Sie verirrten sich in dem Geröll seines geborstenen Ichs,

> stolpernd einen Weg sich suchend in dem weglosen Gewirr. Seine Nerven glichen glühenden Drähten und in ihm schrie es, als würde er immer noch hängen« (S. 165).

Wie bis zum Schluss angesichts totaler Vernichtung sich das Größenselbst mobilisiert und letztlich der Wunsch nach Bindung die Grenzen des Selbst und Nichtselbst auflöst, macht die folgende Szene deutlich.

> »Er erlebte den unwiderstehlichen Drang, das tief Menschliche aus sich hervortreten zu lassen, in der trügerischen Hoffnung, bis zum Herzen jenes durchzustoßen, der mit lauernden Augen vor ihm saß. Es wäre das Höchste und Edelste gewesen, was er an einen SS-Mann zu vergeben gehabt hätte, sein ewig getretenes Menschentum, dass hinter den Gitterstäben der blau-grau gestreiften Häftlingskleidung gefangen gehalten wurde. Der Drang, als Mensch zu sprechen war so stark, dass ihm das Herz zerschmelzen wollte, und einen Augenblicklang glaubte er auch wirklich an die allbezwingbare Gewalt jener unzerstörbaren Stimme« (S. 133).

Diese im Trauma erlebte Vulnerabilität dürfte als Wissen oder abgespalten im Unbewussten und damit nicht wirklich verfügbar den Handlungsspielraum eines Betroffenen latent zeitlebens dominieren und das grauenerregende »Ich liebe Euch doch alle« von Mielke lässt noch heute erschauern.

Ich hatte den Patienten nicht vergessen. Er hatte mich nicht entlassen, wie ich ihn nicht entlassen konnte.

Die Unbesonnenheit, mit der ich mich diesem Thema zugewandt habe und der Raum, der sich im Narrativen eröffnet hat, muss wohl etwas mit der Übertragung zu tun haben, was intersubjektiv unaufgelöst 15 Jahre zwischen dem Patienten und mir bestanden hat.

Vielleicht war es die Übertragung vom Lasso, vom empathischen Band, der praeobjektalen symbiotischen Bezogenheit. Krystal (2000) spricht ihr die emotionale Triebkraft zu, die eine außerordentliche Reserve hergibt, ein Trauma überwindbar zu machen. Die Mutter hatte im Gedächtnis an ihren Jungen Initiative behalten und die symbiotische Erfahrung zwischen Mutter und Sohn war sicher allzeit eine treibende Kraft geblieben, erst als alles verloren war, auch das letzte Übergangsobjekt, als der Hund des Patienten gestorben war, setzte sich bei dem Patienten der traumatische Prozess der Selbstauflösung in Gang und er wurde suizidal.

Auch die Hüterrolle als guter Onkel bei den Kindern spricht dafür, dass es im psychischen Raum des Patienten eine primäre Bemutterung gegeben haben muss, die eine Suche und Entdeckung eines guten äußeren Objektes ermöglicht. Offen bleibt, in welchem Maße die Objektrepräsentanzen fragil und unreif blieben und das Introjekt jeweils nur in Form eines tragenden Fragmentes wirksam und das äußere Objekt lediglich im Sinne eines Substitutes stabilisierend im Chor der Selbstrepräsentanzen verwertbar ist.

Wir finden das dienende Hingezogensein zur staatstragenden Macht der DDR, vielleicht in der Identifizierung mit der Mutter, sie war aber auch gleichzeitig Oppositionelle im antifaschistischen Widerstand gewesen, wie es der Patient im Kreise der Bürgerrechtler gewesen war, die im Widerstand die Machtauflösung der DDR betrieben hatten. Die Identitätsverwirrung ist dem Patienten nicht wirklich bewusst und nur als Spaltung denkbar. Ist er nach Karl Königs (1991) Konzept der zentralen Beziehungswünsche auf dem Niveau des narzisstischen Zwillings und gleichzeitig machtvollen Verfolgers fixiert geblieben? Wir können es nicht sagen, wir können nur fragen.

Nach Bohleber (2000) tätigt die Pathologie der traumatisierten Eltern, vor allem die Hörigkeit gegenüber deren Ich Idealen, der Unfähigkeit, sich mit Schuld und Verantwortung auseinander zusetzen, für Kinder Spätfolgen, besonders, wenn Schuld und Verantwortung verleugnet werden und die Kinder im Rahmen der Abwehr narzisstisch funktionalisiert und missbraucht werden. Eine solche Situation kann im traumatischen Sinne als eine langwirkende Schädigung angesehen werden (Rosenkötter 1979).

Es dringt eine unbewusste Fantasie von Leben und Tod in das Kind ein und es dreht sich um Mörder und Opfer. Die Eltern zwingen die totale Identifizierung auf, um ihr prekäres narzisstisches Gleichgewicht zu regulieren, das Kind erlebt in einem Teil des Selbst eine Entfremdung, die Identifizierung kann nicht im Selbst assimiliert werden, es bildet sich quasi ein Fremdkörper. Abraham (1976) nennt es endokryptische Identifizierung. Die unbewusste transgenerationelle Identifizierung ist keine Verdrängung, es habe sich ein Phantom eingenistet.

Der Text von Bruno Apitz hat uns einen eindrucksvollen Einblick in die affektiv besetzten unreifen Hilfsfunktionen im Kampf der Traumatisierten um ihr Leben gegeben, die sich um das real Erfahrene nicht Rezipierbare des Traumas herum gruppieren. Cohen (1985) nennt dieses Zentrum des erlebten Unsagbaren ein »Loch«, dieses bleibe erhalten und die herum gruppierten lebensrettenden Hilfsfunktionen werden transgenerational weitergegeben und bleiben als Defekt zeitlebens tradiert und vermittelt.

Das Material, dem wir als Analytiker ausgesetzt sind, bleibt im Narrativen verwoben. Das gilt für die im Fluss befindlichen Botschaften der Erinnerung, der Fragmente aus Tagebüchern und Notizen und auch der gestalteten Literatur. Alles benennt Augenblickszustände und das sollte uns in der Deutung behutsam machen.

Vielleicht ist durch die Teilhabe an den literarischen Texten ein Prozess der Mentalisierung in Gang gekommen, und es konnte durch die erzählende Geschichte eine Symbolisierung ermöglicht werden, um sich diesem Patienten mit seiner Spaltung jenseits von Alltagsmoral nähern zu können.

Das reale Trauma, auch der durch den Patienten angerichtete traumatisierende Verrat, bleibt real.

Alle Versuche, sich der historischen Wahrheit des KZ-Traumas zu nähern, bringt im Aufdecken verzerrende Projektionen mit neuen Schmerzen und Verletzungen und die unendliche Geschichte bleibt voller Bitternis. Allein die Symbolisierung des Geschehens lässt eine moralfreie Metaebene des Verstehens zu.

Ich möchte mit den Worten von Bruno Apitz abschließen, die er für Ambivalenz und Reife gefunden hat: »Menschenaugen! In deren Licht wie unter dem Spiegel des unergründlichen Meeres all das Geheimnisvolle des Wissens und Nichtwissens verborgen lag, alle Fehler, Irrungen des Herzens, alles Verstehen und Begreifen und alle Liebe« (S. 144).

Literatur

Abraham, N. in Bohleber, W.(1997): Die Entwicklung der Traumatheorie in der Psychoanalyse. Trauma, Identifizierung und historischer Kontext, Psyche 51: 958–959.

Apitz, B. (2004): Nackt unter Wölfen, Berlin (Aufbau Taschenbuch Verlag).

Becker, S. (1990): Objektbeziehungspsychologie und katastrophische Veränderungen, Tübingen (edition diskord).

Bohleber, W. (1997): Trauma, Identifizierung und historischer Kontext. Psyche 51: 958–995.

Bohleber, W. (2000): Trauma, Gewalt und kollektives Gedächtnis. Psyche 54: 797–839.

Cohen, J. (1985): Trauma and repression. Psa. Inquiry 5: 163–189.

Eissler, K. R. (1963): Die Ermordung wie viele seiner Kinder muss ein Mensch symptomfrei ertragen können, um eine normale Konstitution zu haben? Psyche 17: 241–291.

Hoppe, K. D. (1962): Verfolgung, Aggression und Depression. Psyche 16: 521–537.

König, K. (1991): Angst und Persönlichkeit. Göttingen (Vandenhoeck u. Ruprecht).
Krystal, H. (2000): Psychische Widerständigkeit bei Holocaust-Überlebenden. Psyche 54: 840–849.
Küchenhoff, J. (1998): Trauma, Konflikt, Repräsentation, Trauma und Konflikt – ein Gegensatz? In : A.M. Schlösser und K. Höhfeld (Hg.) Trauma und Konflikt. Gießen (Psychosozial-Verlag), S. 13–31.
Lellau, L (2005): Zum Problem des Traumabegriffes in der Psychoanalyse. Forum Psychoanal. 21: 143–155.
Rosenkötter, L. (1979): Schatten der Zeitgeschichte auf psychoanalytische Behandlungen. Psyche 33: 1024–1038.
Stoffels, H. (Hg.) (1994): Terrorlandschaften der Seele. Regensburg (Roderer).
Wurmser, L., Gidion, H.(1999): Die eigenen verborgensten Dunkelgänge, Narrative psychische und historische Wahrheit in der Weltliteratur. Göttingen (Vandenhoeck und Ruprecht).

Zwischen Traum und Trauma – Gedanken zu ostdeutschen Biografien

Zu Traumatisierungen durch Verlust von Fantasie- und Wertvorstellungen vor dem Hintergrund gesellschaftlicher Umbrüche in Ostdeutschland

Astrid Wahlstab

Vorbemerkungen

Bekanntermaßen gilt seit Freud das psychoanalytische Verständnis, dass Träume häufig den Charakter der Wunscherfüllung unverhüllt erkennen lassen. Und: »Das Träumen setzt sich an die Stelle des Handelns wie auch sonst im Leben« (Freud, S. 128).

Träume, Tagträume und Träumereien gelten als unbewusste psychische Konstruktionen, denen in der Analyse ein größtmöglicher Spielraum in größtmöglicher Freiheit zum Assoziieren zur Verfügung stehen sollte.

Ogden geht noch weiter in der Wertschätzung des Träumens, wenn er in seinem Buch »Analytische Träumerei und Deutung« schreibt, dass die Person »gewissermaßen seinen Geist und Verstand verliert, indem sich sein Denken und Fühlen, sein Körpererleben und sein Träumen in einem bisher unvertrauten psychischen Raum vollziehen« (Ogden, S. 15).

Ich muss gestehen, dass mir diese Zustandsbeschreibung aus dem Herzen zu sprechen scheint, *wie* ich mich erlebte in meinem Bemühen, mich der Vortragsthematik zu öffnen, mich darin zu verlieren, aber auch begrenzen zu müssen.

Veröffentlichte ostdeutsche Auftrags- und Autobiografien gibt es für jeden und überall, Patientenbiografien für uns Analytiker ohnehin.

Die Auswahl, die ich letztlich getroffen habe, ist intuitiv, folgt meinen Neigungen und ist natürlich in jeder Hinsicht unvollkommen und durchaus anfechtbar.

In meinen nachfolgenden Ausführungen werde ich versuchen, den Bogen zu spannen zwischen dem Aufspüren von Wunschträumen, Illusionen,

Grundüberzeugungen und deren möglichem Verlust, welcher als traumatisierende Erfahrung in unterschiedlicher Gestalt erscheinen kann.

Als nächstes möchte ich auf einige Traumakonzepte eingehen.

Die Gegenwart ist von Vergangenheiten erfüllt und trägt Zukunft in sich

Dieses Zitat stammt von J. Küchenhoff (S. 5ff.), der in seinem Aufsatz: »Zum Stellenwert der Biografie in der Psychoanalyse« den besonderen Wert biografischen Materials für den psychoanalytischen Diskurs darstellt und diskutiert.

Dort verweist er auch auf Freuds Formulierung in einem Brief an Arnold Zweig aus dem Jahre 1936: »Die biographische Wahrheit ist nicht zu haben«. Darauf basierend entwickelte sich der in diesem Zusammenhang heute verwendete »Realitätsbegriff«.

Gemeint ist, dass es in der Psychoanalyse nicht um eine objektive oder materielle biografische Realität gehen kann, sondern es kann »nur« die psychische Realität, also die Erlebnisrealität des Menschen rekonstruiert werden.

Das Konzept der »Intersubjektivität« des psychoanalytischen Erkenntnisprozesses meint, dass Erinnerung und Betrachtung der Lebensgeschichte Ergebnisse intersubjektiver Begegnungen sind.

Psychoanalytische Konstruktionen von Biografien eröffnen unbewusste Vergangenheiten, die jetzt endlich wirklich und bewusst Vergangenheiten werden können, damit befreit sich die Gegenwart von den unerfüllten Wünschen der Vergangenheit.

Für biografische, unvergessbare Traumata in der Biografie gilt das so nicht, denn: »die einstige Gegenwart weigert sich, zur Vergangenheit zu werden, aber nicht ,weil sie unbewusst wirksam ist, sondern weil sie nicht ausreichend verdrängt werden kann. Die Gegenwart hat gegenüber den traumatischen Erfahrungen der Vergangenheit keine Chance« (Küchenhoff, S. 5).

R. Barwinski-Fäh unterscheidet in ihrem Aufsatz »Trauma, Symbolisierungsschwäche und Externalisierung im realen Feld« zwischen »Schocktrauma« und dem »kumulativen Trauma«, gleichbedeutend mit der »sequentiellen Traumatisierung«.

Das kumulative Trauma ist kein einmaliges Ereignis. Es zeichnet sich dadurch aus, dass über einen längeren Zeitraum hinweg immer wieder belastende Erfahrungen gemacht werden, die nur kumulativ traumatisch wirken.

Psychoanalytische Ansätze , wie die von G. Fischer und P. Riedesser kennzeichnen eine traumatische Situation auch als einen »Fantasie-Erlebnis-Zusammenhang«, womit der Ort des Traumas klar nach innen gelegt ist. In meinem Vortrag soll es besonders um diesen Focus des Traumaverständnisses gehen.

W. Bohleber (S. 798 ff.) betont mit Bezug auf die Objektbeziehungskonzepte den möglichen »traumatischen Charakter von Objektbeziehungen«. Der gekennzeichnet sei durch

- Abhängigkeit des Traumatisierten vom traumatisierenden Objekt,
- unerwartete Erfahrung von etwas höchst Aufregendem oder Schmerzhaftem,
- Leugnung der Tat und emotionale Zurückweisung des Opfers.

Neben Lüge und Betrug ist vor allem die Kommunikation traumatisierend, in der durch das traumatisierende Objekt Enttäuschung, Vertrauensbruch, Ableugnen, Bagatellisieren stattfinden und damit zur Unsicherheit in den eigenen Wahrnehmungen des Opfers führen.

Diese Bemerkungen W. Bohlebers beziehen sich zwar auf traumatisierte Kinder, aber ich halte sie für übertragbar auf Erwachsene in psychosozial vergleichbaren, d.h. in psychisch überdurchschnittlich belastenden Lebensumständen. Hierbei kann das Hinzuziehen des Traumakonzepts der »sequentiellen Traumatisierung« ein hilfreicher Verständnisansatz sein.

Die von Linden u.a. erstmals 2001 postulierte »Posttraumatische Verbitterungsstörung«, als eine Subkategorie der posttraumatischen Anpassungsstörung, kann »nach einschneidenden, wenn auch nicht außergewöhnlichen, persönlichen Lebensereignissen auftreten. Charakteristische Auslöser sind Kränkungsereignisse, die zentrale Grundannahmen des Betroffenen verletzen« (Schippan u.a., S. 284).

In seinem Aufsatz zu diesem Verbitterungssyndrom geht H. Rehmann mit Blick auf die ehemaligen DDR-Bürger m.E. sehr einfühlsam auf deren spezielle Verbitterung ein. Unter dem Verweis darauf, dass jeder dritte Ostdeutsche sich als Verlierer der »Wende« fühle, zitiert er eine ehemalige DDR-Bürgerin , die im neuen Deutschland an dem gesellschaftlich – strukturellem Anpassungszwang scheiterte: »Und es entstand Hass auf alle: den Staat, die Funktionäre, die *ihre* DDR verraten haben. Die Vergangenheit und die Ungerechtigkeit des Schicksals beschäftigen sie mehr als Gegenwart und Zukunft« (Rehmann, S. 37).

Die Kategorisierung der »Verbitterungsstörung« verdankt demnach ihre Entstehungsgeschichte vermutlich auch dem Bemühen, die in den letzten Jahren gehäuft auftretenden psychischen und psychosozialen Dekompensationen als Folge nicht adäquat verarbeiteter sequentieller Traumatisierungen durch »Wende- und Nachwende-Verletzungen« differenzierter erfassen zu können.

Um den »Verbitterten« gerecht werden zu können, ist von größter Bedeutung das öffentliche und authentische Anerkenntnis, dass in dem gewaltigen gesellschaftlichen Umbruch – nach dem Anschluss der DDR an die BRD – »zentrale Lebenswerte« als ein Teil menschlicher Identität verletzt und damit psychische Wunden geschlagen wurden.

Wenn in diesem Konzept nicht nur das Konstatieren möglicher seelischer Verletzungen durch gesellschaftlich-politische Vorgaben als pathologische Reaktionsmuster auf der Grundlage politisch-ideologischer Deformation gemeint ist, sondern auch das Recht auf Widerstand und seelisch-moralische Wiedergutmachung zuerkannt wird, verdient dieses Konzept sicher auch in den Augen ehemaliger DDR-Bürger Akzeptanz.

Es wird sicher deutlich, dass allen beschriebenen Traumatisierungsformen und -konzepten aus analytischer Sicht gemeinsam ist: die Erfahrung der Hilflosigkeit des ICH. Wenn das ICH die seelische Instanz ist, die den Menschen vor Traumata schützt, dann ist die »Hilflosigkeit des ICH« das wesentliche Moment der psychischen Traumatisierung.

»Was ich niemals besaß, wird mir entrissen; was ich nicht lebte, werd ich ewig missen«. Ich zitiere hiermit eine Gedichtzeile von Volker Braun aus dem Gedicht »Das Eigentum« aus dem Jahr 1996 (Braun, 2000,S. 141). V. Braun, geboren 1939, ein Autor, der – obwohl in der DDR geblieben – weder in der DDR-Ära noch heute von Ideologien oder Tagespolitik vereinnahmt werden kann, nie gewillt war, sich zu arrangieren. Der ihm im Jahr 2000 zuerkannte Büchner-Preis unterstreicht sein ideologiefreies, aber dennoch an der menschlichen Gesellschaft »leidendes« gesellschaftliches und schöpferisches Engagement eines in der DDR gebürtigen Dichters. Erfüllt von Utopien vom kommunistischen »Großenganzen« oder von der Vision

»Volkseigentum und Demokratie«, erlag er nie der Verführung, diese Utopien für erfüllbare Wunschträume zu halten. In seinem Werk wird immer wieder deutlich, wie wenig er , bei aller eingestandenen Sympathie für die sozialistische Idee eines besseren Menschen in einer besseren Welt, sich täuschen ließ. In seiner ergreifenden Erzählung »Unvollendete Geschichte« (Braun 1988), die in der DDR erschien und ihm erhebliche politische Schwierigkeiten einbrachte, geht es um die in eine traumatische Katastrophe führenden Widersprüche zwischen der Sehnsucht nach persönlichem Glück, erlaubter und ungestörter Privatheit und diktatorischer Anmaßung im Dienste von Ideologie und sozialistischer Utopie.

Die folgenden Gedichtzeilen aus dem Gedicht »Das Eigentum » (Braun, 2000, S. 141) löste in mir Erinnerungen und Assoziationen an meine widersprüchlichen, heftigen Gefühle um 1989 und in der weitere Nach-DDR-Zeit aus:

»Was ich niemals besaß, wird mir entrissen
Was ich nicht lebte, werd ich ewig missen.
Die Hoffnung lag im Weg wie eine Falle.
Mein Eigentum, jetzt habt ihrs auf der Kralle.
Wann sag ich wieder mein und meine alle.«

Es waren Gefühle von Dankbarkeit und Erleichterung, aber auch von anhaltender Verwunderung darüber, dass der »Westen» wirklich zu uns in die DDR gekommen ist.

Der Anblick der nun durchlässigen Mauer machte mir überraschenderweise auch bald Angst: nie zuvor hatte ich fühlen können, dass die Mauer für mich internal, psychisch auch Schutz- und Sicherheitsfunktionen übernommen hatte, dass die plötzliche Wahrnehmung von Freiheit und Wahlmöglichkeiten meine Sicherheitsbedürfnisse bedrohen und Verlustängste mobilisieren konnten, war sie doch im geschlossenen Zustand immer ein gefürchtetes, wenn auch anziehendes Monstrum gewesen.

Dazu V. Braun aus seinem Gedicht »Glasnost« (2000, S. 133):

»Als die Mauer fällt
Seh ich die Mauern in mir.«

Die Bedeutung des basalen emotionalen Bedürfnisses nach Sicherheit und den psychischen Folgen, wenn Sicherheit durch Traumata behindert oder zerstört wird, hat Schmidbauer (S. 10ff.) in »Lebensgefühl Angst« anschaulich erläutert.

Was uns das Gefühl von Sicherheit ermöglicht, ist nach ihm vorrangig abhängig von verlässlichen Bindungen an – innere und äußere – Objekte und Objektbeziehungen.

So erinnerte ich mich ferner an kindliche Sehnsüchte und Vorstellungen vom nahen und doch so unerreichbaren Paradies hinter der innerdeutschen Mauer: Dieser ganz bestimmte, unverwechselbare köstliche Duft, der den Westpaketen entströmte, das Glücksgefühl, die begehrten Kostbarkeiten aus dem verbotenen Paradies zu besitzen. Besuchte uns Verwandtschaft aus dem Westen, schützte uns die Mischung aus Verleugnung, Bewunderung und Neid vor der Wahrnehmung der unerbittlichen, westlich-kapitalistischen Lebensrealität. Die glitzernde Welt nebenan nährte die Illusion von der Möglichkeit eines irdischen Paradieses. Materieller Mangel, ideologisch gesteuerte Unterordnung, Unterwerfung und konkrete oder diffuse Strafängste ließen sich so besser ertragen.

Weder die propagierte und als selbstverständlich hingenommene soziale Sicherheit, noch die ausbildungsbegleitende, also jahrelange Unterrichtung in Marxismus-Leninismus, noch der wachsende materielle Wohlstand, noch das entwickelte Sozial- und Schulwesen haben viele DDR-Bürger davon abgehalten, das westliche Leben trotz wachsender kritischer Sicht insgeheim oder offen zu idealisieren und für sich selbst zu wünschen. Zeitweilig nahm die Verteufelung der westlichen »Welt « in der DDR groteske Formen an (z.B. die Fernsehsendung »Der schwarze Kanal« mit Eberhard v. Schnitzler), was letztlich nur zu der weiteren Abwertung des eigenen Lebens in der DDR beitrug.

Das Selbstverständnis vieler Ostdeutscher beinhaltete mehr oder weniger die unbewusste Fantasie, den »Auftrag« zu haben, mit »Verzichten – müssen« der Aufrechterhaltung der sozialistischen Ideologie und dem sozialistischen Großexperiment zu dienen, und dabei trotzdem die ungeliebten Kinder, die Zu-kurz-Gekommenen zu sein und zu bleiben.

Die vielleicht gut gemeinte Lüge von den zu erwartenden »blühenden Landschaften« im deutschen Osten wurde um 1990 nur zu gern geglaubt (Herles, S. 3ff.). Schien sie doch selbst nach 40 Jahren DDR-Emanzipation und gewachsener Kenntnis über westliche Lebensart somit nur zu selbstverständlich die unbewusste Wiedergutmachungserwartung, den Wiedergutmachungsanspruch der Zu-kurz-gekommenen zu bestätigen. So wirkte der Anschluss der damaligen DDR an die BRD, bekräftigt durch Geldgeschenke, auf uns ehemalige DDR-Bürger wie die längst fällige und gerechtfertigte Einlösung eines geheimen Glücksanspruchs.

Aus dem selbstbewussten Ausruf der Montagsdemos »Wir sind *das* Volk!« wurde der materiellen Wohlstand und Glück einfordernde Anspruch: »Wir sind *ein* Volk!«

Quasi vom 8. November 1989 bis zum 3. Oktober 1990, also knapp ein Jahr »zwischen den politischen Systemen« durfte jeder DDR-Bürger seine individuelle Utopie, sein persönliches Paradies, seinen wie auch immer gearteten Wunschtraum für ganz nah, für realisierbar halten. Die Kritischen, die Mutigen, die Nichtangepassten unter den nicht nach dem Westen »abgehauenen« DDR-Bürgern sahen um 1989 mit den »Runden Tischen« die Chance zum dritten Weg, einen Weg zur Verwirklichung eines »glücklichen Ostens«. Spätesten mit dem Gesetz »Rückgabe vor Entschädigung« offenbarten sich nun die von V. Braun formulierten Utopien »Volkseigentum und Demokratie« oder »Gleichheit für alle« nachweisbar als Utopien.

Wenn auch die meisten aktiven Bürgerrechtler in der Wendezeit Großes geleistet haben, den folgenden Illusionsverlust haben viele von ihnen politisch nicht überlebt. Spätestens mit dem Beitritt zum westdeutschen Wirtschafts- und Sozialsystem begann für die meisten DDR-Bürger die erbarmungslose Vertreibung aus dem Vorzimmer des fantasierten Paradieses.

Gehören die heute frustrierten ehemaligen DDR-Bürger nicht auch zu denen, die durch die Maueröffnung (ein reales und zugleich mit Wunscherfüllungsfantasien befrachtetes symbolträchtiges Ereignis) und durch die versprochenen Vergünstigungen auf eine unbewusste Eltern-Kind-Beziehung regredierten? Repräsentierten nicht Helmut Kohl als der Übervater und die große, einflussreiche CDU-Mutterpartei zunächst nicht das nährende, Sicherheit und Schutz gebende, idealisierte Elternpaar? Das allerdings in den Augen der »DDR-Kinder« in den Jahren danach enttäuschte, versagte, betrog und – im oben erwähnten Sinne mit W. Bohleber – letztlich traumatisierte?

Passt dazu nicht auch – i.S. nachträglicher Einsicht – die besonders im Wahlkampf 2005 immer von allen Spitzenkandidaten beschworene Notwendigkeit, nur ehrliche, keine unlauteren Wahlversprechen zu machen, den Wettstreit um die Wählergunst auf harte, aber ehrliche Vorhaben zu verweisen, wie auch die zeitweilige Idee, einen gesonderten Wahlkampf für den Osten zu planen?

Fünfzehn Jahre nach dem deutschen Vereinigungstag sind die Ostdeutschen in der westdeutschen Realität angekommen. Im Sinne der Vortragsthematik könnte das bedeuten, dass Utopien über den »guten Osten» und Träume und Illusionen über den »schönen Westen« als Anpassungs- und Bewältigungsstrategien in unserer jetzigen vereinigten deutschen Realität nicht mehr taugen. Zweifellos ist vor allem für viele in Ostdeutschland Geborene die Selbstauflösung der DDR und die zwangsweise Adaptation an das westdeutsche Staatswesen ein nachhaltiges Lebensereignis.

Aber ostdeutsche Biografien beginnen auch im Zweiten Weltkrieg, in der Nachkriegszeit, im dann nachfolgenden kalten Krieg mit der Spaltung der Welt in Ost und West.

Trotz der glücklicherweise inzwischen sechzig Jahre Abwesenheit von Krieg in unserer Region bleibt die Frage nach dem geschichtlich relevanten Stellenwert psychischer Traumatisierungen, nachvollziehbar in Biografien.

Im Weiteren werde ich über zwei Frauen sprechen, deren Biografien unterschiedlicher nicht sein können. Über die ostdeutsche Schriftstellerin Inge Müller und über Frau A. mit einer durchschnittlichen DDR-Biografie. Beide haben weitreichende politische »Wenden« erlebt und überlebt: das Ende des zweiten Weltkrieges und das Ende der DDR.

Hinter der Pappfassade – ein Nichts, das wächst

Die mögliche Doppeldeutigkeit dieser Gedichtzeile von Inge Müller hat sich mir erst nach und nach erschlossen: hinter einer ärmlichen Fassade die schlecht geschützte narzisstische Leere *Innen* – und von *Außen* die Leere nach der Enttäuschung, dem Verlust der Täuschung durch Illusionen.

Biografie und Texte der ostdeutschen Lyrikerin Inge Müller (1925–1966) erzählen von erlittenen Traumen jeglicher Art und Intensität. Ihre Gedichte (Müller 1997) sind seelische Selbstzeugnisse, die ihre Auseinandersetzung in der Konfliktspannung zwischen lebensbejahender Leidenschaft und tiefer Lebensangst erkennen lassen.

Inge Müllers Leben beginnt mit dem Tod ihres Bruders, der knapp zweijährig kurz nach ihrer Geburt stirbt (Müller 1997, S. 7):

»Meine Mutter wollt mich nicht haben,
sie wollte einen Sohn,
und da kam ich schon,
und mein Bruder war noch nicht begraben.«

M. erinnert sich an eine unzufriedene, harte Mutter, die, im Gegensatz zu dem aus ärmlichen proletarischen Verhältnissen kommenden Vater, aus einem bürgerlichen Kaufmannsmilieu stammte. Aber auch die Erinnerung an die Halt gebende geliebte Großmutter (Geipel, S. 25):

»Großmutter hat mir Märchen erzählt,
ich schlief und sie hat gewacht,
und Hemden genäht und Märchen erzählt,
viele in einer Nacht.«

Nach der Ausbildung zur Handelskauffrau und Ausrufung des »totalen Krieges« wird Inge Müller zwanzigjährig an die »Front« und zur Flakbatterie zur Verteidigung Berlins abkommandiert. Im April 1945 holt sie ihre toten Eltern aus den Trümmern und begräbt sie eigenhändig. Ist danach selbst durch einen Bombenangriff mehrere Tage verschüttet (Müller 1997, S. 33):

»Ich sah den Tod und die Gewalt,
noch eh ich jung war, war ich alt.«

Noch vor Gründung der DDR, im Januar 1948 begeisterter Eintritt in die SED. 1946 Geburt des Sohnes Bernd aus der ersten Ehe. In zweiter Ehe mit dem Kommunisten und Kunstliebhaber Herbert Schwenkner, ab 1955 mit dem damals schon bekannteren Sozialisten und Schriftsteller Heiner Müller verheiratet. Ab 1956 Beziehung zu dem derzeit 15-jährigen Wolfgang M., dem Bruder ihres Mannes Heiner. Nach Programmtexten, Drehbüchern für Kinderrevuen u.ä. ab 1953 verstärkte Hinwendung zur freien Schriftstellerei. Meist gemeinsam mit ihren Mann wird sie und ihre schriftstellerische Arbeit von der DDR-Kulturobrigkeit zunächst benutzt, geduldet, dann mit Preisen geehrt, später kritisiert und als politisch abtrünnig und nicht tragbar ignoriert.

Ihr Leben ist ab 1957 gekennzeichnet von rastloser Betriebsamkeit, chronischen Schmerzen, Alkoholexzessen, Affektdurchbrüchen, stationären Aufenthalten und bis zu ihrem Suizid 1966 von sieben Suizidversuchen. Ihr sehnsuchtsvoller Tagtraum von einer besseren, schuld- und gewaltfreien, also sozialistischen Welt konnte in den ersten Nachkriegsjahren ungetrübt bleiben.

Aber die Ereignisse des Prager Frühlings, des 17. Juni, des Mauerbaus und vor allem die von der Obrigkeit unterdrückte kritische Aufdeckung der alltäglichen Widersprüche und der unverhüllten Doppelmoral führten in ihr zu Resignation und zu Gefühlen von Vergeblichkeit (Müller 1997, S. 86):

> »Hinter der Pappfassade
> Ein Nichts das wächst
> Aus Allerwelt Kraft
> Leben aus Möglichkeiten
> Endlich Leben
> Jedes für sich und nicht mehr auszugeben:
> Die Wahrheit leise und unerträglich.«

Ihre wachsende Desillusionierung beförderte einerseits die vertiefte Auseinandersetzung mit der politischen Gegenwart, aber begann gleichzeitig die bis dahin hinlänglich gelungene Abwehr der Traumafolge *Lebensangst* zu untergraben.

Je weniger sie beschäftigt war mit dem Verlust der Sozialismus-Illusion, um so intensiver musste sie *sich selbst* thematisieren mit der fatalen Konsequenz, dass Abwehrfunktionen wie Dissoziation, Verdrängung und Idealisierung versagten und übermächtige Ängste nur noch mit Sucht und Schmerz zu lindern, zu betäuben waren.

Die innere Zuversicht, dass es zwischen Geburt und Tod eine gute Zeitspanne zum Leben, zum gelassenen Leben – Können gibt, konnte sich in ihr nie festigen.

Ich sehe in ihr dauerhaft wirkende Überlebensschuld und Ohnmachtsgewissheit (Hilflosigkeit des ICH) und deren Abwehr im immer neuen Errichten des Wunschtraums leben zu dürfen und zu können (Triebkräfte des ES).

Die Zeilen aus ihrem Gedicht »Die Unauffälligen« (Müller 1997, S. 118) mögen das verdeutlichen:

»Wenn kein Wort mehr hilft
Finden sie ein Neues
Im Sterben
Planen sie
Das Leben«.

Ihr Wunsch, leben zu können, heftete sich an symbiotische, spiegelnde, aber auch gleichzeitig ambivalente Bindungswünsche: an Personen, an gesellschaftliche, kommunistische Ideale und Utopien.

Wobei das vermutlich gute innere Objekt, für die das innere Bild der umsorgenden, Geborgenheit spendenden Großmutter (die ihr Märchen erzählte, viele) als Quelle ihrer lebensbejahenden Kreativität und Fantasie stehen mag.

Dabei bleibt Inge Müller gleichsam bis über ihren Tod hinaus »zweitrangig«, wie symbolisch bereits zu ihrer Geburt, dann in ihren Ehen und letztlich auch mit ihrem Schaffen, vor allem in der Verbindung mit Heiner Müller.

»In der zweiten Reihe bleiben« , interpretierbar als ihre unbewusste Strategie, quasi im Schatten eines nahestehenden Menschen Sicherheit zu finden, statt »allein« unerträglicher Lebensangst ausgesetzt zu sein.

In diesem Jahr (2005) wäre sie achtzig Jahre alt geworden.

Welche ergreifenden Gedichte konnte sie nicht mehr schreiben, welche würde sie im heutigen Deutschland schreiben? Hat sie mit dem innen durchlittenen und außen wahrgenommenen Verlust von menschlich-sozialistischen Idealen, mit ihrem traumatischen Illusionsverlust im real existierenden Sozialismus, »unsere Wende« mit den möglichen seelischen Folgen nicht schon irgendwie vorweggenommen?

Aber dennoch und wie gut, Inge Müller ist es mehr als zwanzig Jahre nach ihrem Tod und nach dem Tod des von ihr gleichzeitig beförderten wie kritisierten DDR-Staates endlich gelungen, mit ihrer Kunst »erstrangig« und für uns wieder lebendig zu werden.

Ich weiß, was gut für dich ist

Ich berichte nun über Frau A., 1956 in der DDR geboren und bis heute quasi an diesem »Ort« lebend. Zunächst einige Mitteilungen aus ihrer Biografie.

Sie ist das älteste von 4 Kindern politisch angepasster Eltern und DDR-Bürger. Als Chefsekretärin, Zivilangestellte, SED-Genossin und Geheimnisträgerin arbeitete sie bis 1989 bei der Nationalen Volksarmee (NVA) und in Moskau, wo sie auch ihren damaligen Lebensgefährten – ihren heutigen Mann – kennen lernte. Sie habe bei der Armee sehr gern gearbeitet, die dortige Ordnung und Hierarchie hätten ihr gefallen: »Der Chef war wie ein Gott für mich«. Mit der Auflösung der NVA wurden Frau A. und ihr Lebensgefährte quasi »über Nacht« arbeitslos. Frau A. erinnert sich, in der Umbruch-Wende-Zeit von einer Freundin aus dem damaligen beruflichen Umfeld »aufgefangen« worden zu sein. Sie arbeitet nun seit einigen Jahren in einer Anwaltskanzlei als Anmeldekraft. Es befriedige sie, der Chefin und den Klienten zu dienen. Die nur 1,50 m große und selbst kinderlos gebliebene Frau A. entwickelte mit der Zeit eine tiefe Zuneigung zu einer jungen Kollegin.

Diese tat ihr wegen Geldknappheit oft leid. So entschloss sich Frau A., ihr in regelmäßigen Abständen anonym eine größere Summe Geld zukommen zu lassen. Der Kollegin wurde es zunehmend unbehaglich und sie fühlte sich bald verfolgt. Als diese im Kollegenkreis dann ihren Entschluss mitteilte, den unbekannten Wohltäter polizeilich anzuzeigen, bekannte sich Frau A. als Absenderin. Daraufhin brach die Kollegin jeglichen Kontakt zu Frau A. ab, was bei ihr eine anhaltende Angststörung auslöste.

Die in der DDR aufgewachsene Frau A. partizipierte mit Unterwerfung und Anpassung auf indirekte und latente Weise nicht nur in sozialer Hinsicht, sondern auch intrapsychisch an den selbstverständlichen Privilegien der gelebten Staatsnähe. Die unscheinbare, aber intime Nähe zu Macht und Obrigkeit diente auch der Ausgestaltung ihres infantilen, narzisstischen Größenselbst. Einerseits entspricht der bewusst gezeigte und offen gelebte Altruismus von Frau A., gepaart mit dem »Ich weiß, was gut für dich ist«, einem sozialistischen Ideal der DDR-Mächtigen, andererseits diente diese Ideologie gleichzeitig der persönlichen Befriedigung, mit Altruismus abgewehrten Macht- und Geltungsansprüche.

Bemerkenswert ist, dass Frau A. trotz derzeitiger einschneidender Lebensereignisse nicht zur »Wendezeit« behandlungsbedürftig dekompensierte, sondern Jahre später. Sie fühlte sich zur Wendezeit» aufgefangen«, was wohl – neben der erfahrenen Solidarität gleichbetroffener DDR-Bürger – vor allem durch die gemeinschaftliche Selbstwahrnehmung als politisch-gesellschaftliche »Wende-Opfer« gelang.

Anders verlief für Frau A. die Beziehungsgestaltung zu der jungen Kollegin, längst beide Bürger eines nicht-sozialistischen Staates.

Mit den anonymen Geldgeschenken greift Frau A. in ihrem Selbstverständnis wohlwollend, (wie früher die Staatspartei mit der Durchsetzung seiner sozialistischen, scheinbar fürsorglichen Ideologie) in das Leben eines anderen Menschen ein, eben »eingreifend«.

Die Ankündigung der polizeilichen Anzeige wird für Frau A. zu einer traumatisierenden Situation, sie wandelt sich in ihrer Selbstwahrnehmung vom angeblich guten Verfolger zur wehrlos und ungerecht Verfolgten. Ihre innere Werte- und Abwehrstruktur bricht zusammen und Hilflosigkeit bleibt. Hinter dem sich bemächtigenden, gleichzeitig maskierten Altruismus werden die bisher abgespaltenen, mit sozialistischer Ideologie befrachteten Einfluss- und Machtansprüche spürbar. Dieses mal wurde sie nicht von einer Freundin aufgefangen, erlebte sich isoliert und bedroht, ohne Solidarität im Opfer-Sein, keinen Schutz durch Mächtigere und keine Partizipation an der Macht.

An dieser Lebensgeschichte ist vielleicht erkennbar, dass der Weg zwischen dem latenten Wunschtraum von Allmacht zu der Erfahrung vom Trauma der Ohnmacht sehr kurz sein kann. Gegen Ende der Therapie hat Frau A. mit ihrem langjährigen Lebensgefährten – nach dessen lange zurückgehaltenem Heiratsantrag – die Ehe geschlossen. Möglicherweise hat sie mit dieser nun staatlich legitimierten Verbindung auch ein Stück ihrer inneren Biografie, ihr Ich-Ideal für sich reparieren oder retten können.

Frau A. hat mit Hilfe einer Therapie und der für sie nun befriedigenden Lebensumstände die Angststörung überwinden können. Ein distanzierter, vorsichtiger Kontakt wird seitens der geschätzten Kollegin inzwischen wieder zugelassen. Frau A. versucht, mit dem auferlegten Verzicht zufrieden zu sein, sich zu begnügen. Bei allem aber ist für Frau A. die innere Verwunderung geblieben, dass »alles« so schief gegangen ist, sie habe es doch nur gut gemeint.

Literatur

Barwinski-Fäh, Rosemarie (2001): Trauma, Symbolisierungsschwäche und Externalisierung im realen Feld. Forum der Psychoanalyse 1/2: 20–37.

Bohleber, Werner (2000): Die Entwicklung der Traumatheorie in der Psychoanalyse. Psyche 9/10: 797–833.

Braun, Volker (1988): Unvollendete Geschichte. Halle (Mitteldeutscher Verlag).

Braun, Volker (2000): Lustgarten, Preußen. Ausgewählte Gedichte. Frankfurt a. M. (Suhrkamp Taschenbuch Verlag).

Fischer, G., P. Riedesser (1988): Lehrbuch der Psychotraumatologie. Reinhardt, München.

Freud, Sigmund (1999): Die Traumdeutung. Gesammelte Werke, II/III, 127–130. Frankfurt a. M. (Fischer Taschenbuch Verlag).

Geipel, Ines (2204): Dann fiel auf einmal der Himmel um. Inge Müller. Die Biografie. Reinbek bei Hamburg (Rowohlt Taschenbuch Verlag).

Herles, Wolfgang (2004): Wir sind kein Volk. Eine Polemik. München (Piper Verlag).

Küchenhoff, Joachim (1996): Zum Stellenwert der Biografie in der Psychoanalyse. Zsch. psychosom. Medizin 42: 1–24.

Müller, Inge (1997): Wenn ich schon sterben muß. Gedichte. Berlin (Aufbau Taschenbuch Verlag).

Ogden, Thomas, H. (2001): Analytische Träumerei und Deutung. New York, Wien (Springer Verlag).

Rehmann, Heiko (2005): Ein jeder Gruß ist, den du schenkst, bitter. Frankfurter Allgemeine Zeitung, 10.03.2005, Nr. 58, S. 37.

Schippan, B., K. Baumann, M. Linden (2004): Weisheitstherapie – kognitive Therapie der posttraumatischen Verbitterungsstörung . Verhaltenstherapie,14: 284 –293.

Schmidbauer, Wolfgang (2005): Lebensgefühl Angst. Freiburg, Basel, Wien (Herder).

Traumatisierung durch sexuelle Gewalt

Aspekte der Behandlung

Christa Ecke

Neben der politischen Gewalt, Gewalt, die durch gesellschaftliche Umbrüche ausgelöst und von einem diktatorischen System unterhalten wurde, gab es in Ostdeutschland auch Gewalt und sexuelle Gewalt in den Familien, die Kindern und Jugendlichen angetan wurde. Diese tritt in kapitalistischen und sozialistischen Gesellschaften auf, sie ist ein besonderer Aspekt patriachalischen Herrschaftsverhaltens, das durch alle Bevölkerungsschichten zu gehen scheint. Laut Statistischem Jahrbuch der DDR (1989) gab es in den Jahren 1984–1988 jährlich etwa 1100 vor Gericht behandelte Straftaten wegen sexuellen Missbrauchs von Kindern und Jugendlichen. Die Anzahl der nicht angezeigten Fälle ist um ein vielfaches höherer. Mir sind nur wenige Betroffene begegnet, die den Täter angezeigt haben, bzw. der von ihren Familienangehörigen angezeigt wurde. Wegen der hohen Dunkelziffer von nicht angezeigten Straftaten – man rechnet ca. mit dem 10fachen – fällt ein zahlenmäßiger Vergleich mit der BRD schwer. Im selben Zeitraum wurden dort jährlich ca. 1400 Straftaten verhandelt (bei fast 3facher Bevölkerungszahl). Möglicherweise sind in einem System, das von Misstrauen gekennzeichnet ist und das vom Misstrauen indirekt unterstützt wird, die Türen auch diesbezüglich durchsichtiger, so dass eine größere Zahl von Taten zur Anzeige kommt. Eine andere Erklärung ergibt sich aus den in vielerlei Richtung forcierten Gruppenaktivitäten für Kinder und Erwachsene (Pioniergruppe, Arbeitsgemeinschaft, Sportgemeinschaft, FDJ-Gruppe, Studiengruppe, Arbeitskollektiv usw.), in denen die Person oft zeitgleich verankert war und die vielleicht die Intimität und Abgeschlossenheit der Klein-Familie begrenzten.

In den letzten Jahren ist eine Vielzahl von Therapiemöglichkeiten für traumatisierte Menschen entstanden, die neben unterschiedlichen theoretischen Ansätzen ihre Berechtigung haben, aber auch die Bewältigungsversuche der Therapeuten unterschiedlicher Richtungen widerspiegeln, mit dem erfahrenen Leid, der in ihnen ausgelösten Wut, der Ohnmacht und Hilflosigkeit umzugehen. Eine wesentliche Herausforderung besteht für den Therapeuten darin, das Erlittene zu benennen, die oder den Betroffene/n empathisch zu begleiten, dem Leid abstinent, aber nicht neutral gegenüber zu stehen. Fischer und Riedesser (2003, S. 201) sprechen in diesem Zusammenhang auch von Dezentrierung und parteilicher Abstinenz.

Ich beschäftige mich im folgenden mit der Therapie für diejenigen, die in ihrer Kindheit, in ihrer Familie sexuelle Gewalt erfahren haben. Meine Beschäftigung mit dem Thema begann vor mehr als 20 Jahren als ich anfing, Patientinnen in geschlechtshomogenen Gruppen unter stationären und ambulanten Bedingungen nach der Konzeption der Intendierten Dynamischen Gruppenpsychotherapie zu behandeln. Während sexuelle Gewalt in heterogenen Gruppen damals selten thematisiert wurde, ermöglichten Gleichartigkeit und Intimität in der Frauengruppe das Aussprechen des Geschehenen. Im Laufe der Jahre haben sich meine Vorstellungen von den Zielen einer analytischen Psychotherapie bei Gewalterfahrenen verändert, das theoretische Verständnis über den Vorgang der Traumatisierung hat sich erweitert. Ging es anfangs um das Benennen des Traumas, der Schuld der Erwachsenen/Täter – durch die Verstärkerwirkung der therapeutischen Gruppe deutlich wahrnehmbar gemacht, Überwinden der oft vorhandenen Isolation der Patientin durch Integration in die Gruppe und späteren Transfer in das soziale Umfeld, das damit eine gewisse Attraktivität erhielt, blieb doch die Bearbeitung der im Prozess der Traumatisierung entstandenen Beschädigung und deren Folgen zu unspezifisch. Heute steht für mich die Beschädigung der Betroffenen durch die im Prozess der Traumatisierung erworbenen Abwehrstrategien des Ichs, die wiederkehrenden Ohnmachtgefühle oder die Wechsel von Erregungsstürmen und Fühllosigkeit der Betroffenen im Vordergrund, die ein freudvolles und vitales Leben verhindern. Als Therapieziele steht neben der Wiederherstellung der Biografie das Wiederherstellen von Grenzen für die Patientin, die Erlangung von Leidens- und Genussfähigkeit.

Bei der Betrachtung der auf der Tagung mitgeteilten Erfahrungen von Traumatisierungen durch Kriegserlebnisse, Vertreibung, politischen Inhaftierung usw. stellt sich die Frage, wodurch sich in der Familie erlittene Traumata von den anderen unterscheiden und ob dies Konsequenzen für die Behandlungstechnik hat.

Für Vertriebene und Verfolgte, die in stabilen familiären Zusammenhängen leben, zerstört die Traumatisierung die Zuverlässigkeit der äußeren Realität (vgl. Bomberg in diesem Buch). Aber die bis dato gelebten Bindungen ermöglichen Hoffnung und Zuversicht in ein bestehendes Netzwerk. Auch die Zugehörigkeit zu politischen Gruppierungen ermöglicht durch die Orientierung an Werten und Idealen eine Stabilisierung mit Blick auf eine Perspektive.

Diese Möglichkeiten hat eine in der Familie traumatisierte Person nicht, zumal die Tabuisierung des Geschehens im Umfeld des auch real abhängigen Kindes erheblich ist. Für die Einschätzung der Ressourcen ist zu bedenken, in welchem Alter die Traumatisierung stattfand, ob es sich um ein einmaliges oder kumulatives Ereignis handelte.

Nach Fischer und Riedesser (2003, S. 82) verstehen wir unter einem »Trauma ein vitales Diskrepanzerlebnis zwischen bedrohlichen Situationsfaktoren und den individuellen Bewältigungsmöglichkeiten, das mit Gefühlen von Hilflosigkeit und schutzloser Preisgabe einhergeht und so eine dauerhafte Erschütterung im Selbst- und Weltverständnis bewirkt.«

Die Traumatisierungen, von denen ich hier ausgehe, fanden im engen Familienrahmen statt. Es sind so genannte Beziehungstraumata – da der Täter eine enge Beziehungsperson des Opfers ist. Dadurch ist nicht nur das Urvertrauen in die Zuverlässigkeit der sozialen Beziehungen erschüttert, es entwickelt sich ein verarmtes Verständnis der mentalen Verfassung anderer (Gergely, Fonagy, Target, 2003). Damit befindet sich die Person in einem Kokon eigener Vorstellungen und Wahrnehmungen, der sie nicht mit anderen in genügendem Maße in Kontakt sein lässt. Die Wahrnehmung ihrer Realität ist in mehrfacher und unspezifischer Weise verändert, zumal auch an der Zuverlässigkeit der eigenen Kognitionen gezweifelt wird.

Bereits Ferenczi (1933) stellte die Abfolge der Traumatisierung auf, die Hirsch (2004, S. 55) in folgende Reihe brachte

- das harmlose Spiel eines kindlich liebenden Kindes mit einem geliebten Erwachsenen
- ein unbegreifliches, überraschendes oder chronisch gewalttätiges Ereignis von dem selben Erwachsenen verursacht
- das Leugnen des Erwachsenen, die Nichtanerkennung der (affektiven) Qualität des Geschehenen, der Weigerung der Auseinandersetzung damit

Ferenczi schreibt weiter (1933, S. 308f):

> »Schwer zu erraten ist das Benehmen und das Fühlen von Kindern nach solcher Gewalttätigkeit. Ihr erster Impuls wäre: Ablehnung, Hass, Ekel, kraftvolle Abwehr […] dies wäre die unmittelbare Reaktion, wäre sie nicht durch eine ungeheure Angst paralysiert. Die Kinder fühlen sich körperlich und moralisch hilflos, ihre Persönlichkeit ist noch zu wenig konsolidiert, um auch nur in Gedanken protestieren zu können, die überwältigende Kraft und Autorität des Erwachsenen macht sie stumm, ja beraubt sie oft der Sinne. Doch dieselbe Angst, wenn sie einen Höhepunkt erreicht, zwingt sie automatisch, sich dem Willen des Angreifers unterzuordnen, jede seine Wunschregungen zu erraten und zu befolgen, sich selbst ganz vergessend sich mit ihrem Angreifer zu identifizieren. Durch die Identifizierung, sagen wir Introjektion des Angreifers, verschwindet dieser als äußere Realität und wird intrapsychisch […] hört der Angriff als starre äußere Realität zu existieren auf, und in der traumatischen Trance gelingt es dem Kind, die frühere Zärtlichkeitssituation aufrecht zu erhalten.
>
> Doch die bedeutsamste Wandlung, die die ängstliche Identifizierung mit dem erwachsenen Partner im Seelenleben des Kindes hervorruft, ist die Introjektion des Schuldgefühls des Erwachsenen, das ein bisher harmloses Spiel als strafwürdige Handlung erscheinen lässt.
>
> Erholt sich das Kind nach einer solchen Attacke, so fühlt es sich ungeheuer konfus, eigentlich schon gespalten, schuldlos und schuldig zugleich, ja mit gebrochenem Vertrauen zur Aussage der eigenen Sinne.«

Durch den von Ferenczi mit Sprachverwirrung bezeichneten Vorgang (Wechsel von Zärtlichkeit und Leidenschaft) ist eine Störung der Mentalisation eingeleitet, die sich durch die Abwehrvorgänge Identifikation mit dem Aggressor und Introjektion des Schuldgefühls des Täters fortsetzt. Diese Störung der Mentalisation, die durch eine Veränderung der Selbst- und Objektrepräsentanzen hervorgerufen wird, führt dazu, dass das Individuum Verhalten nicht mehr einzuschätzen und vorhersehen vermag. Relevante mentale Zeichen sind aufgehoben. Sehen führt nicht mehr zu Wissen, da die Zeichen die ursprüngliche gelernte Bedeutung verloren haben. Das Kind befindet sich in einem Strudel von Informationen, wird von seinen eigenen überschießenden Gefühlen überrollt, sodass es sich nur durch Dissoziationen und Fühllosigkeit retten kann. Dies erklärt auch die im weiteren Lebensverlauf der Betroffenen zu beobachtenden Mängel der Einschätzung der mentalen Zustände anderer, der zu Wiederholung von Grenzverletzungen führt. Ist die Selbstentwertung schon mit der Introjektion des Schuldgefühls des Erwachsenen eingeleitet, so wird sie noch verstärkt durch das Wahrnehmen der Mentalisationsstörung. Handelt es sich um kumulative Traumata zweifeln die Betroffenen auch an ihren intellektuellen Fähigkeiten.

Wesentlich für die Traumatisierung durch sexuelle Gewalt ist, dass nicht nur die Beziehung zum Täter gestört ist, sondern auch die zur Mutter, bzw. andere Bezugspersonen schauen weg. Hirsch schreibt (2004, S. 35): »Über die überwältigende Gewalterfahrung, den Verrat der Beziehung und die Verlustdrohung hinaus ist einer der wirksamsten Faktoren der Traumagenese die Abwesenheit eines Dritten, der dem Opfer die Qualität des Traumas und die Realität seiner Wahrnehmung bestätigen könnte.«

Alleingelassen, dem Täter und seiner Gewalt ausgesetzt zu sein, trägt wesentlich zum Ausmaß der Traumatisierung bei, denn je weniger die Außenbeziehungen hilfreich relativieren können, desto eher wird das Kind, bzw. das Opfer der Gewalt überwältigt und gezwungen, sich kindlich liebend vom Täter die narzisstische Zufuhr zu erhoffen. Gerade diesen Aspekt erlebe ich in den Therapien als sehr schmerzhaft – die Gestörtheit oder das Fehlen der Beziehung zur Mutter und anderen Familienmitgliedern, die in ihrer Teilnahmslosigkeit oder Hilflosigkeit und dem nachfolgenden Wegschauen das Kind nicht beschützen können oder wollen, was die Patientinnen erst nach langer Therapie reflektieren können.

Bereits Ferenczi hatte die Bedeutung der Mutter im Prozess der Traumatisierung betont. So schreibt Sabourin im Nachwort des Klinischen Tagebuchs: »Denn es ist Ferenczi, der das Leugnen des Stattgefundenen seitens der Mutter als den Faktor betrachtet, der das Trauma pathogen macht, also nicht nur die Vergewaltigung, sondern auch die ihr folgende Verleugnung und Verleumdung« (Ferenczi 1988, S. 287).

Die Traumatisierung im familiären Milieu ist also begleitet von Beziehungsstörungen, die die Tat erst möglich machen, deren Tabuisierung durch alle Mitglieder der Familie getragen wird. Es gibt keine verinnerlichte verlässliche Beziehung, an die in der Therapie angeknüpft werden könnte. Die durch die geschilderten Abwehrvorgänge erzeugte Selbstentwertung, der Rückzug in die Fühllosigkeit – bei oft maximaler Verspannung, die Störung der Mentalisation verhindern eine Versprachlichung des Erlebten.

Die Folgen für die Betroffene sind erheblich: Neben Ängsten, Depressionen, Schlafstörungen, Alpträumen, Flashbacks, hohe Dissoziationsneigung, Essstörungen, Suizidgedanken und -versuchen, ist sozialer Rückzug häufig, der auch Selbstbeschädigungen lange unerkannt sein lässt. Die soziale Isolation ist oft erheblich. Beziehungsabbrüche kommen häufig vor. Patienten mit erfahrener sexueller/körperlicher Gewalt klagen signifikant häufiger über somatoforme Beschwerden als Patienten mit Traumata, die nicht durch Menschen verursacht wurden (Tagay u. a. 2004), über den Körper wird Erlittenes kommuniziert.

Eine von diesen Patientinnen möchte ich Frau H. nennen. Ich habe sie drei Jahre mit einer modifizierten analytischen Einzeltherapie behandelt, sie hat diese Behandlung zehn Stunden vor dem Ende des bewilligten Stundenkontingentes abgeschlossen.

Sie kam 30-jährig auf Anraten der Kinderpsychiaterin ihrer Tochter, die als hyperkinetisches Kind galt, zu mir. Die Kollegin hatte bemerkt mit ihr »stimmt es nicht«. Die Pat. hatte sich schon länger um die Tochter, die Mittelpunkt ihres Lebens war gesorgt, ob sie ihr mit ihren extremen Gefühlsschwankungen, mit der Isoliertheit der Familie, mit ihren Essgewohnheiten (konnte in Anwesenheit anderer keine Nahrung aufnehmen) beeinträchtige. Sie versuchte, ihr selbstverletzendes Verhalten (Schneiden am Arm, Abdrehen der Fußnägel, stundenlanges heißes Duschen), das Schlafen in Tageskleidung, mit Fernseher und Ventilator vor ihr zu verstecken und notfalls zu rechtfertigen. Autoaggressive Handlungen kenne sie aus ihrer Kindheit, seit der Schwangerschaft seien sie aber geringer. Die Patientin litt unter vielfältigen psychosomatischen Beschwerden.

Frau H ist drittes unerwünschtes Kind, Ergebnis eines Fehltritts der Mutter. Vom leiblichen Vater ist nichts bekannt. Sie war eine Frühgeburt, konnte erst vier Monate nach der Geburt das Krankenhaus verlassen, was die Eltern nur auf Drängen der Großeltern machten. Sie wuchs mit einem Minimum an Versorgung aber einem Maximum an Ablehnung auf. Sei Besuch da gewesen, habe man sie nachts aus dem Schlaf geholt und sie wegen ihrer Hässlichkeit zur Schau gestellt. Die Mutter sei böse und dominant gewesen, Vater habe sich hörig verhalten. Beide hätten die Kinder geschlagen, der Vater im Auftrag der Mutter. Die Mutter sei im 12. Lbj. der Patientin an einer Krebserkrankung verstorben. Der Vater habe seine Trauer agiert. Frau H sei durch einen Zufall hinzugekommen und habe den Vater zurückgehalten, als dieser sich suizidieren wollte. (Noch im gleichen Jahr habe er sie vergewaltigt, erfahre ich in der Therapie nach einem Jahr). Die größeren

Geschwister hätten das Haus, in dem es nun noch mehr bergab gegangen sei, verlassen. Die Beziehung zu gleichaltrigen Kindern sei zu dieser Zeit schon gestört gewesen. Wegen ihrer unpassenden und erbärmlichen Kleidung sei sie abgelehnt und verspottet worden. Frau H habe den Haushalt versorgt. Danach habe sie oft wartend in der Haustür gestanden. Ein 30 Jahre älterer Hausbewohner, frisch geschieden, habe sie in seine Wohnung mitgenommen. Er habe sie ebenfalls vergewaltigt. Da sie seinen sexuellen Wünschen nicht entsprach, habe er sie gefügig machen wollen, gezwungen, auch mit anderen Männern zu schlafen. Nach Erreichung der Volljährigkeit von Frau H heirateten sie. In ihrem 19. Lebensjahr wurde ihre Tochter geboren. Seit dieser Zeit habe sie nur nachts gearbeitet, um tagsüber für das Kind da zu sein. Andauernde gynäkologische Beschwerden und Blutungen führten zu einer Uterusextirpation in ihrem 25. Lebensjahr.

Zur Zeit der Behandlungsaufnahme lebte die Patientin mit Tochter, Ehemann und sieben Haustieren, die sie für sich und die Tochter als Familienersatz angeschafft hatte. Sie versorgte regelmäßig den alkoholkranken Vater, der einige Straßen entfernt wohnte. Nach der ersten probatorischen Sitzung trennte sie sich vom Ehemann.

Vor mir saß eine magersüchtige Frau, mit hohlwangigem Gesicht, die mich mit ihren großen Augen nicht ansehen konnte, auf der Sesselkante, den Mantel über Arme und Hände gelegt hatte, nicht berühren, berühr mich bloß nicht, versuche mich zu berühren demonstrierend, notfalls zum Absprung bereit.

Ich spürte in der Gegenübertragung unendliche Traurigkeit und Wut in mir. Obwohl im ersten Gespräch nur die Essstörung und das Duschen angesprochen waren, sah ich mich einem riesigem Potenzial von Selbstverletzungen gegenüber. Was kam da auf mich zu. Sie hatte mir kaum Raum gelassen eine Frage zu stellen, ich setzte zu einer Intervention an: »Sie sind eine Terroristin … (dann erschrak ich, es konnte nicht um mich und meine Gefühle gehen und beendete den Satz) in ihrem eigenem Körper«. Die Patientin weinte. Es war das einzige Mal in der Therapie. Es war ganz bestimmt keine gute Intervention, aber sie reichte aus um ein minimales Verständnis von den in der Patientin innewohnenden destruktiven Kräften zu signalisieren. Ich hatte einen Weg zu ihr gefunden, der zwar schmal war, aber eine Gratwanderung zuließ. Ich hatte auch das Gefühl, dass der Weg nicht breiter sein dürfte, um nicht zur Flucht zu veranlassen.

Wie kann nun bei diesen Vorraussetzungen die Therapie gestaltet werden, welche Zielstellungen können Patientin und Therapeutin haben? Für eine klassische analytische Therapie fehlen so gut wie alle Voraussetzungen.

Wenn durch das Erleben des Traumas die Grenzen zwischen Innen und Außen, Fantasie und Realität aufgehoben sind, befinden sich die Betroffnen wie in einem Vakuum, das aber auch keine Grenzen hat. Die Therapie beginnt mit der Herstellung einer aufmerksamen und aufnahmebereiten Objektbeziehung und diese ist über einen langen Zeitraum (wie in anderen Therapien auch) Arbeitsmittel und -gegenstand. Der Unterschied besteht aber darin, dass hier eine entsprechende Vorerfahrung nicht vorliegt oder die Traumafolgen die Patientin so erschüttert haben, dass jegliche Labilisierung zu erneuten Rückzug bzw. zu Dissoziationen führt. In der Regel verfügt die Patientin auch nicht über die Möglichkeit zur therapeutischen Ich-Spaltung, die Voraussetzung für ein Arbeitsbündnis mit dem Therapeuten ist (siehe Greenson 1992). Sie kann auch partiell nicht ihre Realitätsprüfung aufgeben, da sich dann ein bedrohlicher Zustand für sie entwickelt, jede Regression in ihre Fantasiewelt kann somit eine Gefährdung für die Patientin sein.

Unerlässlich ist, dass das traumatische Geschehen in seiner Realität, benannt, anerkannt und rekonstruiert werden muss. Die Analytikerin ist hier die Vertreterin der Realität, die das Geschehene aus der Tabuisierung holt. Erst auf der Grundlage einer stabilen Therapeut-Patient-Beziehung und dem Durcharbeiten der dazugehörigen Konflikte können Fantasien, die sich an das Trauma heften bearbeitet werden. Voraussetzung ist aber, dass sich eine sichere, möglichst positiv getönte Beziehung herstellt, die Holding und Containing ermöglicht. Das heißt auch bereit zu sein, den Hass der Patientin in sich aufzunehmen, den sie denen gegenüber empfindet, die sie traumatisiert, ihre Traumatisierung zugelassen haben, ohne sich um ihre Angst, ihr Entsetzen, ihre Wut und Verzweifelung zu kümmern. In der Regel ist es so, das ich über projektive Identifizierung den Hass der Pat. empfinde.

Eine idealisierende oder eine negative Übertragung sind zu vermeiden. Das heißt, es ist eine optimale Distanz herzustellen. Diese Distanz ist für die Patientin notwendig, um sich die Therapeutin als gutes Objekt erhalten zu können. Frau H sagte Stunden ab, wenn diese Balance aus dem Gleis geraten war. Sie konnte eine negative Übertragung nicht zulassen, da sie nicht gute und schlechte Seiten in ihrer inneren Beziehung zur Analytikerin integrieren konnte, Sie wollte mich nicht als diejenige sehen, die sie begrenzt, sie nicht versteht, sie allein lässt. Mit diesen Seiten wäre die Analytikerin in die Nähe des traumatisierenden Objektes geraten. Also ging die Patientin lieber selbst. Die Spaltung machte es für einen langen Zeitraum fast unmöglich, darüber zu reden.

Da die Möglichkeit, Objektbeziehungen einzugehen und die Fähigkeit zur Symbolisierung durch die Traumatisierung schwer beschädigt sind, müssen erst Voraussetzungen geschaffen werden, die Deutungen ermöglichen. Es geht um die therapeutische Nutzung des Möglichkeitsraumes, in dem die Patientin Regisseurin ist und bleibt und das Tempo ihrer inneren Entwicklung bestimmt. Zur Bildung einer Übertragungsneurose ist die Pat. vorerst nicht fähig. Von Winnicott stammt die Formulierung, dass Therapie wie spielen sei, aber wie spielt man mit jemandem, der nicht spielen kann?

Frau H beklagte übrigens sehr, dass sie als Kind nicht spielen konnte und sie es mit ihrer Tochter auch nicht kann, fürchtete für sie Entwicklungsdefizite. Gelang es in der Therapie eine haltgebende, entspannte Beziehung zu haben, in der sie genügend Sicherheit erlebte, konnte sie sich, wenn auch vorsichtig, auf Wortspiele einlassen, die das Assoziieren und Fantasieren vorbereiteten.

Überblickt man die analytische Literatur des letzten Jahrzehnts, so besteht bei einer Reihe von Autoren die Meinung, dass die Folgen eines Traumas dem Bild der Borderline-Störungen entsprechen, man in der Regel eine modifizierte analytische Therapie machen sollte. Modifiziert im Setting, d.h. im Sitzen und in der Stundenfrequenz, Regressionstoleranz und -fähigkeit und das Auftreten von Dissoziationen beachtend.

Im Vorgang der Traumatisierung kommt es zu einer Affektentleerung. Krystal (2001) hat das automatenhafte Verhalten der Holocaust-Opfer beschrieben, das ein Überleben möglich macht. Wir können ähnliches bei Opfern sexueller Gewalt bemerken – starre oder ausdruckslose Mimik, sachliche Beschreibungen, als rede jemand aus weiter Ferne. Verspannungen in allen Körperregionen, auch eine Fühllosigkeit. Eine wichtige Aufgabe der Therapie besteht darin, die eingefrorenen Gefühle wieder zugänglich zu machen. Manchmal beobachte ich mich dabei, dass ich genauer artikulierter und lauter als gewöhnlich rede. Wie mit einem Säugling, über dessen Bettchen ich mich beuge. Ich lege Wert auf Adjektive, rege die Patientin zu Beschreibungen an. Gelingt dies, kann sie sich im Verlauf der Therapie nicht nur mit ihren Gefühlen ausdrücken, auch Mimik, Körperhaltung und Kleidung verändern sich (Frau H sagte, sie könne Farben tragen und strahlte mich an).

Eine Möglichkeit, den Zustand der Patientin zu erfassen und zur Intervention zu nutzen, besteht in der Körperempathie, d.h. der körperlich erlebten Gegenübertragung (vgl. Hess-Liebers 1999), die auf einer basalen Ebene das Geschehen in der Patientin widerzuspiegeln vermag und so Zugänge zu ihren Empfindungen erlaubt.

Wesentliche Meinungsverschiedenheiten sind im letzten Jahrzehnt durch unterschiedliche Standpunkte ausgelöst wurden, ob das Trauma in der Therapie wieder erlebt werden muss, damit es bearbeitet werden kann.

Eine Erzählung der Geschehnisse ist wenig hilfreich. Die Zerstörung der Beziehungen, Identifikation mit dem Aggressor und Introjektion des Schuldgefühls, Störung der Mentalisation sind so erheblich in der destruktiven Wirkung auf die Patientin, sodass es wesentlich erscheint, sie zu bearbeiten. Dieser Aspekt der analytischen Therapie ist oft missverstanden und gilt bei einigen Kollegen als sadistische Prozedur. Über Gefühle von Hilflosigkeit und schutzloser Preisgabe kann man aber nicht rational verhandeln, Affekte kehren auch nicht auf Kommando zurück. Wie geschieht das aber und wie kommt das Trauma in die Übertragung, ein Beispiel für eine Grenzüberschreitung meinerseits:

Nach 40 Therapiestunden kam Frau H mit gesenktem Kopf in die Stunde. Wir schwiegen lange. Die Patientin sprach von Sinnlosigkeit und Therapieabbruch. Ich spürte Ärger in der Gegenübertragung, hatte das Gefühl, dass etwas in unsere Beziehung sich seit der letzten Stunde verändert hatte und ich formulierte dies. Frau H ließ den Kopf noch mehr vorn überfallen, die Haare verdeckten fast ihr Gesicht. Nach einer langen Pause reichte sie mir mit der Bemerkung – sie könne nicht anders – einen Zettel, ich nahm ihn, achtete aber auf die Reaktion der Patientin. Ich fühlte mich wie ein Käfer unter einem Mikroskop geprüft, versuchte, die letzte Stunde zu rekonstruieren, was mir erst einmal nicht gelang. Ich las die Seite laut vor. Frau H beschrieb ihre dissoziative Identitätsstörung, die sie seit der Kindheit hatte, wenn die Mutter sie schlug bis der Bügel zerbrach. Es war eine Katja da, die Kämpfe führte, die sie begleitete, wenn sie sich in Höhlen versteckte, die ihr in Situationen mit dem Vater und später mit dem Ehemann beistand, und zwar insofern als sie sich verdoppelte. Von diesem Mechanismus hatte die Patientin bisher aus Angst, für verrückt gehalten zu werden, nichts mitgeteilt. Deswegen die scharfe Beobachtung. Eine klärende Intervention brachte die Bestätigung. Ich fragte, Katja war auch hier bei uns? Heftiges Nicken. Wo hatte ich mich schuldig gemacht? Dann fiel mir die Abschiedsszene der letzten Stunde ein.

Frau H trug bisher nur Jeanshosen. Zur letzten Stunde hatte sie sich aber herausgeputzt. Vielleicht mir zuliebe. Sie trug Pumps, einen engen Rock, der eine Hand breit ihre Oberschenkel bedeckte, eine weiße langärmelige Spitzenbluse und hatte das strähnige Haar mit einer Samtschleife aufgesteckt. Sie bot ein erbarmungswürdiges Bild, es waren ein unpassendes Outfit und die Magersucht pur – ich konnte keine Formulierung finden, nahm mir vor, sie zu einer Internistin zu schicken. Bei der Verabschiedung hatte ich wohl doch eine Bemerkung gemacht. Ungefähr wie »Schönen Tag noch – (im Wegdrehen) in dem Aufzug«. Damit waren die in der Kindheit erlebten Kränkungen präsent und ich hatte den Boden des neutralen Objektes verlassen. Das Ungeschehenmachen mit Hilfe von Katja gelang nicht. Erst im dritten Therapiejahr war Katja nicht mehr vorhanden und die Patientin fühlte sich wie erlöst, froh, ihre Dinge allein regeln zu können.

Neben dem Somatisieren und dem Dissoziieren ist die Selbstbeschädigung der Patienten eine fast regelmäßig Beleitung in der Therapie. Sie wird zur Spannungsregulierung eingesetzt, kann Suizidfantasien und –versuche ersetzen. Frau H hatte schon in der zweiten Sitzung vom heißen Duschen, der Gewohnheit, sich die Fußnägel abzudrehen und abzuziehen gesprochen. Ich fühlte regelrecht den Schmerz, den sie nicht hatte. Schon die Vorstellung der Handlung verursachte mir Gänsehaut und Übelkeit. Kam eine solche Selbstverletzung zur Sprache, fühlte ich mich ungenügend als Therapeutin, wollte EMDR oder ähnliches Lernen um die Pein (für uns beide!!) zu mindern, fühlte mich bestraft. Zunehmend wurde jedoch möglich, dass die Patientin ihre Spannungen analysieren konnte. Sie tat es anfangs allein, berichtete nachträglich darüber, so wie ich mich auch sonst vor vollendete Tatsachen gesetzt fühlte. Man kann darin den Versuch sehen, die zarte, haltgebende Objektbeziehung nicht zu erschüttern, da sie zu diesem Zeitpunkt schon über Möglichkeiten verfügte, darüber eine Vorstellung zu haben, was ich dachte und fühlte.

Wenn die Identifizierung mit dem Aggressor ein wichtiger und wesentlicher Mechanismus ist, muss es in der Therapie zu einer Entidentifizierung kommen. Das setzt voraus, das die Patientin zunehmend in die Lage kommt, ihre Objektbeziehungen reflektieren zu können, was bedeutet, dass mehr Selbstsicherheit vorhanden ist, die Patientin sich mit ihren Introjekten auseinandersetzen kann. Zuvor brach Frau H den realen Kontakt zu dem inzwischen pflegebedürftigen Vater ab (für den sie bis dahin wöchentlich eingekauft hatte, dem sie die leeren Flaschen entsorgt und dem sie die Wäsche gewaschen hatte – wie auch in der Regel die anderen Patienten zu dieser Zeit den so genannten Täterkontakt abbrechen).

Das Rückgängigmachen der Identifizierung mit dem Aggressor geschieht auch dadurch, dass die Analytikerin die Haltungen derjenigen, die die Patientin traumatisiert haben, fragwürdig erscheinen lässt. Sie wird damit zur Zeugin der Traumatisierung und hat damit eine unterstützende Funktion.

Traumatisierte Patientinnen lassen sich nicht wohlgefällig auf das Setting ein. Was in Therapien neurotischer Patienten deutliche Widerstandsphänomene sind, hat hier einen anderen Bedeutungshof: Kontrolle über die Situation zu haben ist nicht nur ein Zeichen des Vermeidens von Abhängigkeit, sondern sollte als Leistung gedeutet werden, für die eigenen Sicherheit zu sorgen. Als ich Frau H diese Deutung gab, erntete ich schieres Unverständnis – so hatte sie das gar nicht gesehen. Dabei stellte es sich im weiteren heraus, das sie einem spontanen Gefühl nachgegangen war, aber den Wert der eigenen Sicherheit und dass sie selber dafür verantwortlich war, noch gar nicht reflektiert hatte.

Neben der langwierigen Herstellung der einzelnen Facetten im Beziehungsaufbau der Patientin zur Analytikerin, dem Versuch, das gute Objekt zu erhalten, den wiederkehrenden Spaltungen, die eine negative Übertragung nicht möglich sein lassen, sind es die heftigen Affektstürme im Analytiker, die eine Therapie dieser Patientinnen beschwerlich machen. Wison und Lindy (nach Fischer und Riedesser 2003) beschreiben für die (nicht nur analytischen) Traumatherapien Gegenübertragungsreaktionen, mit denen Therapeuten zu kämpfen haben. Sie unterscheiden als Grundtypen: Überidentifizierung versus Vermeidung, eine an therapeutischen Normen orientierte versus persönliche Haltung.

Daraus ergeben sich verschiedene Muster unkontrollierter Gegenübertragungen beim Therapeuten: Ungleichgewichte der empathischen Bemühungen mit Unsicherheit, Verletzlichkeit und unmodulierten Affekten, Rückzug aus der empathischen Verständigung mit fassadenhaftem Verhalten, Intellektualisierung und Fehlwahrnehmung der Beziehungsdynamik, Empathieverdrängung mit Rückzugsverhalten des Therapeuten, Verleugnung und Distanzierung, Grenzvermischung mit Überengagement und gegenseitiger Abhängigkeit .

Ärger und Furcht sowie emotionale Anästhesie und Vermeidungsreaktionen treten als unmodulierte Affekte besonders häufig auf. Traumapatienten reagieren auf unbewusste Abwehrvorgänge der Therapeuten sehr sensibel, da sie im Umgang mit anderen Personen an diese Reaktionen gewöhnt sind, wenn sie über ihre traumatischen Erfahrungen zu sprechen beginnen. Lassen Therapeuten diese Reaktionen erkennen könnte dies ein Grund sein, dass kein Arbeitsbündnis zustande gekommen ist. (Aus den geschilderten Besonderheiten ergibt sich ein Hinweis auf die Entstehung der mutuellen Analyse bei Ferenzci, der mit dem gegenseitigen Analysieren die Vorbehalte der Patientinnen aufzulösen versuchte.)

Die Patientin fühlen sich allein gelassen und diesmal von einer Person, die besonders legitimiert schien zu verstehen.

Intensive Gefühle von Wut und Ärger können auch als Gegenübertragungsreaktionen entstehen, wenn sich der Therapeut von der Traumageschichte überschwemmt fühlt.

Man kann Wut entwickeln auf den Täter, die Gesellschaft, die dem Opfer nicht genügend geholfen hat, auf die Patientin, die mit der Traumageschichte überschwemmt. Ich habe aber auch die Erfahrung gemacht, dass die Patienten, nachdem sich eine sichernde Beziehung hergestellt hat, das Objekt auch nicht gefährden und verlieren wollen, ihre Informationen begrenzen, möglicherweise als Ausweg zu dissoziieren beginnen. Das Dissoziieren wird hier also nicht durch die erlebte Erfahrung ausgelöst, sondern durch die erlebte Gefährdung der Beziehung. Die Analyse der Gegenübertragungsgefühle ist eine notwendige Bedingung, um die Patientin in ihrem eigenen Erleben zur Geltung bringen zu lassen.

Furcht kann man empfinden, wenn die Pat. mit großer Intensität von den Schrecken des Traumaerlebnisses berichtet. Die Therapeutin fühlt sich in eine bedrohliche Welt versetzt, die keinerlei Sicherheit bietet. Ängstlichkeit und Unsicherheit entsteht, wenn die bedrohliche Situation zu sehr auf die Therapeutin wirkt und sie eine Erschütterung ihres Weltbildes erlebt, die die Patientin erleben musste.

Häufig entstehen auch Schuldgefühle in der Gegenübertragung als eine sekundäre Überlebensschuld, d.h. die Therapeutin fühlt sich schuldig, weil die Patientin eine Situation erleben musste, von der die Therapeutin verschont blieb, bzw. wird auch eine Zuschauerschuld beschrieben, die durch unbewusste Selbstvorwürfe der Therapeutin zustande kommt, das Trauma nicht verhindert zu haben und es gibt Schuldgefühle, weil der therapeutische Prozess nicht schnell genug Besserung verspricht (das mag auch die Vielzahl der Fortbildungsmöglichkeiten und – Richtungen in der Traumatherapie erklären).

In der Literatur wird auch ein so genannter Empathiestress beschrieben, der aus dem empathischen Anhören des Traumaberichtes entsteht, besonders, wenn die traumatischen Erfahrungen einen langen Zeitraum umfassen, die Patientin ihre Biografie rekonstruieren möchte, weil lange Zeitraume eine Amnesie unterliegen.

Besonders bei Frau A kann ich an lange Zeiträume in der Therapie erinnern, in denen ich über weite Stundenabschnitte wie gelähmt und benommen fühlte. Dies wurde durch die Einleitung einer Rekonstruktionssequenz vorbereitet. Die Patientin schilderte einen Traum, der zu Erinnerungsfetzen führte. Während der Traumerzählung legt sie die Attribute ihres Erwachsenseins – ihre Ringe, Armband und Uhr auf ein Tischchen, das neben ihr stand, was bei mir schon die Vorbereitung für die oben geschilderten Symptome ergab. Auch in Supervisionen sind mir ähnliche Schilderungen der Kollegen begegnet. Es entwickelt sich also eine emotionale Anästhesie und Vermeidung analog zu den Symptomen der Patientin.

Schwierigkeiten der Traumabehandlung (vgl. Reerink 2003)betreffen auch die Beendigung der Behandlung: Zentral bei jedem Trauma ist die Erfahrung, vom Objekt in Stich gelassen worden zu sein. Das werde, wenn Trennung vom Analytiker bevorsteht, häufig in Abwehr oder Wiederholung agiert. Darüber geraten Patienten und Therapeut häufig in einen Handlungsdialog, der nicht mehr rechtzeitig durchschaut wird.

Einige Patienten haben den Wunsch gegen Ende der Behandlung die Frequenz zu verringern. Widersetzte sich der Analytiker, wirkte das auf die einen hilfreich, für andere katastrophal: Diejenigen, die im Verlauf der Behandlung eine Integration des Objektes vollziehen konnten, erlebten die Markierung des Endes als deutliche Klarstellung und können die Objektintegration allein weiter bearbeiten, andere, die eine Spaltung des Objektes aufrechterhalten, empfinden die Brüchigkeit ihrer psychischen Struktur. Sie versuchen Ersatz für das zu finden, was ihnen in der Behandlung Halt gab, hätten dafür gern noch die Begleitung des Analytikers. Versagt er ihnen dies, richtet sich ihre Wut erstmalig gegen ihn. Damit verlieren sie ihn als gutes Objekt, das ist die Katastrophe.

Manchmal ahnen Patienten, was für sie an psychischer Arbeit noch aussteht. Aber es fehle an Mitteln, die Behandlung fort zusetzen – wir könnten gerade richtig anfangen – als aufmunternde Bemerkung des Analytikers, entwertet für Patienten die bisherige Arbeit. Es braucht intensive Trauerarbeit, um anzuerkennen, dass aus äußeren Gründen nicht alles geht, was denkbar und unter günstigen Umständen auch möglich ist.

Meine Erfahrungen entsprechen den von Reerink (2003, S. 137) geschilderten, oft kommt man mit einer Behandlung nicht aus, so könnte es zwei Phasen oder Behandlungen geben:

> »Beide […] trügen vom Patienten aus ganz unterschiedliche Akzente: In der einen ginge es für sie darum, Vertrauen in andere Menschen zurück zu gewinnen, dass es sich lohnt, sich ihnen mitzuteilen und von ihnen Verständnis zu erwarten. Die andere zielt darauf, Unterschiedlichkeiten in der Wahrnehmung, Interessen und Empfindungen anzuerkennen und Auseinandersetzungen darüber führen zu lernen.«

Das hieße dann für die Patientin, den konflikthaften Elementen der Übertragung nicht auszuweichen, sondern mit ihnen arbeiten zu können. Negative und positive Seiten des Analytikers in ihrem inneren Bild zu integrieren.

Fischer und Riedesser (2003) halten ein Trauma für bearbeitet, wenn jemand davon reden und gleichzeitig anderes denken kann. Dies für ein Beziehungstrauma zu erreichen, ist eine sehr hohe Zielstellung.

Für den Therapeuten bedeutet die Begleitung eines traumatisierten Patienten eine emotionale Herausforderung, nicht nur weil die Analyse der Gegenübertragung so überaus wichtig ist, sondern weil es die eigenen Gefühlsstürme zu bändigen gilt.

Ohne Intervision, Supervision und gegebenenfalls eigene Analysestunden ist sie kaum vorstellbar.

Literatur

Dupont, Judith (1999): Der Traumabegriff nach Ferenczi und sein Einfluss auf die spätere psychoanalytische Forschung. Psyche 53: 419–432.

Ferenczi, Sandor (1982): Schriften zur Psychoanalyse Bd. II.: Sprachverwirrung zwischen dem Erwachsenen und dem Kind (1933) Frankfurt a. M. (Fischer Taschenbuch Verlag).

Ferenczi, Sandor (1988): Ohne Sympathie keine Heilung. Das klinische Tagebuch. Frankfurt a. M. (Fischer).

Fischer, Gottfried ; Riedesser, Peter (2003): Lehrbuch der Psychotraumatologie, München, Basel (Reinhardt), 3. Auflage.

Gergeley, György, Peter Fonagy (2003): Bindung, Mentalisierung und die Ätiologie der Borderline-Persönlichkeitsstörung in: Fonagy, Peter, Target, Mary: Frühe Bindung und psychische Entwicklung, Gießen (Psychosozial-Verlag), S. 219–233.

Greenson, Ralph R.(1992): Technik und Praxis der Psychoanalyse. 6. Aufl. Stuttgart (Klett-Cotta).

Hess-Liebers, Waltraut (1999): Erfahrungen mit Körperempathie. Forum der Psychoanalyse: 312–326.

Hirsch, Mathias (2004): Psychoanalytische Traumatologie – das Trauma in der Familie. Stuttgart (Schattauer).

Krystal, Henrry (2001): Trauma und Affekte in: Bohleber, Werner; Drews, Sibylle (Hg): Die Gegenwart der Psychoanalyse – Die Psychoanalyse der Gegenwart, Stuttgart (Klett-Cotta).

Reerink, Gertrud (2003): Traumatisierte Patienten in der Katamnesestudie der DPV. Beobachtungen und Fragen zur Behandlungstechnik, Psyche: 121–140.

Tagay, Sefik; Herpertz, Stephan; Langkafel, Mathias & Senf, Wolfgang (2004): Trauma, posttraumatische Belastungsstörung und Somatisierung. Psychother Psych Med 54: 198–205.

Statistisches Jahrbuch 1989 der Deutschen Demokratischen Republik. Herausgegeben von der Staatlichen Zentralverwaltung für Statistik. 34. Jahrgang. Berlin (Staatsverlag der Deutschen Demokratischen Republik).

Auf den zweiten Blick oder wenn der Wind sich dreht

Wolfgang Kruska

Dem zweiten Blick muss ein erster vorausgegangen sein.

Der drehende Wind ist die Angabe einer Richtungsänderung des Windes, der Wind als eine Metapher für eine vorwärtstreibende oder behindernde Kraft.

Der zweite Titelteil stammt von Christoph Seidler.

In der Tat wäre mein ursprünglicher Untertitel: »Frustration, Desillusionierung, Kränkungs- und Ohnmachterleben – kumulative Traumatisierung oder Chance« ziemlich sperrig gewesen.

Aber genau um diese Fragestellung geht es mir bei dieser Tagung, die Traumatisierungsprozessen gewidmet ist.

Ich denke, wir sollten und können den Therapeuten nicht unberücksichtigt lassen, der beobachtendes, forschendes, handelndes, verwickeltes und betroffenes Subjekt ist.

Endlich frei, endlich Psychoanalyse das war das Grundthema und Grundgefühl bei unserer ersten Tagung: der erste Blick.

Ich will jetzt versuchen, aus den vielen möglichen Ebenen, die für unsere Existenz als Psychoanalytiker von Bedeutung sind, einige kurz zu beleuchten, von sehr allgemeinen bis zu spezifischen therapeutischen Fragestellungen, obwohl sich diese Ebenen ständig durchdringen.

Vieles ist, wenn auch von anderen Vorzeichen aus, auf der Jubiläumssitzung der DGPT 1999 in Hamburg ausführlich behandelt worden.

Die Beiträge sind nachzulesen in »Psychoanalyse als Beruf«, 2000, von Kurt Höhfeld und Anne-Marie Schlösser herausgegeben.

Daher werde ich versuchen, mich hier kurz zu fassen und nur der therapeutischen Ebene mehr Raum zu lassen. Folgende Aspekte stellen sich mir dar:

1. Der Therapeut als handelnde und betroffene Person in der Gesellschaft

Tatsächlich glaubten wir uns in einer freien Gesellschaft, in dem System der sozialen Marktwirtschaft angelangt. Diese Gesellschaft ist aber auf andere Weise unfrei als die vorher durchlebte DDR-Gesellschaft. Die politischen und ideologischen Zwänge werden ersetzt durch so genannte ökonomische Zwänge. Aber wie es in der DDR im Kern um Macht ging, geht es jetzt im Kern um Profit. War es vorher das Machtstreben, so dominiert jetzt als treibendes Motiv eine destruktive Entartung des Besitzstrebens, die Gier. Allerdings ergeben sich im Wechselspiel zwischen äußerer und innerer Freiheit andere Konstellationen. Die innere – und die äußere! – Freiheit war zu DDR-Zeiten viel unmittelbarer und infiltrativer gefährdet. Diese Gefährdung kommt jetzt mittelbar und durch viele Schichten gefiltert auf uns zu. Der zweite Blick hier ist einigermaßen desillusioniert. Die damit verbundene Ohnmacht ist vielleicht deshalb nicht so kränkend, weil wir uns in einer breiten Front der Hilflosigkeit den Raffkes gegenüber wieder finden, Seit an Seit mit dem älteren Arbeitslosen bis zum Bundeskanzler.

2. Der Therapeut als handelnde und betroffene Person in der Geschichte seines Volkes

Eine ostdeutsche Biografie ist wohl noch ein bisschen schwieriger als eine westdeutsche, denke ich, vielleicht auch nur anders schwierig. Das betrifft vor allem die Älteren von uns. Erst waren wir betroffene Zeugen vom Zusammenbruch des dritten Reiches, von Bombenangriffen, Flucht und Vertreibung, Besetzung, zerbrochenen Familien und Armut. Ich habe mich oft gefragt, einschlägig belastet, warum die traumatischen Erlebnisse, die ich ohne Zweifel hatte, zu keiner Traumatisierung geführt haben – auf den wichtigen Unterschied zwischen traumatischem Erlebnis und Traumatisierung bzw. traumatischer Neurose hat Anna Freud klar hingewiesen – und ob ich vielleicht perfekte Verteidigungsstrategien oder eine kontraphobische Haltung entwickelt haben könnte, denn manchmal taucht in meinen Träumen das Gefühl der Unbehaustheit wieder auf. Grund für meine Resistenz ist sicher, dass ich nie das Gefühl des in der Familie Geborgen-Seins verloren habe und weil diese Zeit immer thematisiert wurde.

Dann habe ich zunehmend bewusster in einer zweiten Diktatur gelebt, sie nach einiger Zeit auch als Diktatur begriffen und in der Hoffnung gelebt auf die Wiedervereinigung eines Volkes, das einen Weltkrieg mitangefangen, einen zweiten vom Zaun gebrochen und beide verloren hat und wegen seiner Verbrechen weitgehend moralisch geächtet war, aber »Right Or Wrong, My Country, Sir«, sagt man in Britannien.

Das gibt es nicht auf Deutsch. Wir haben: Ich liebe dich von Herzen, mit Schmerzen … Das zweite geht ebenso gerade als politisch korrekt durch.

Recht oder Unrecht scheint, was als Recht oder Unrecht gilt – als Ergebnis von Deutungsmustern und von Deutungshoheiten.

Hier muss ich diesen Begriff betonen, den der Deutungshoheit, um die gekämpft und gerungen wird, nicht ohne die Frage cui bono, wem nützt es, im Hinterkopf. Ich meine hier nicht Deutung im psychoanalytischem Sinne, also die Rekonstruktion unbewusster seelischer Zusammenhänge. Deutung ist innerhalb und außerhalb der analytischen Arbeit Bedeutungssetzung, die sich auf die »Wahrheit«, Richtigkeit und Relevanz, sozialer, geschichtlicher, wissenschaftsgeschichtlicher oder sozialmedizinischer Zusammenhänge bezieht.

Vor einigen Jahren gab es eine erhebliche und berechtigte Kontroverse um das Buch von A. Dührssen »Ein Jahrhundert psychoanalytische Bewegung in Deutschland«. Das hat mich bewogen, noch einmal Ernest Jones zu lesen, »Leben und Werk Sigmund Freuds«, das Werk, über das ich überhaupt zu Freud gekommen bin. Die Diskrepanz könnte nicht größer sein. Das Buch hat Frau Dührssen ziemlichen Ärger und eine gewisse Isolation eingebracht, ja sogar ihr ganzes segensreiches Wirken für die Psychotherapie in Deutschland in Frage gestellt. Ich habe mich damals gefragt, was sie bewogen haben konnte, dieses Buch zu schreiben? Ich denke, dass sie versucht hat, die Deutungshoheit über ihre eigene persönliche und wissenschaftliche Geschichte zurückzugewinnen, ein Impuls, den ich jetzt gut verstehen kann.

Mir geht es ähnlich, wenn ich an meine (ost)deutsche Biografie denke. Wenn ich in Diskussionen mit ehemals westdeutschen Kollegen höre, dass ich in einem faschistischen System gelebt habe, mit dem Resultat der »Persönlichkeitsentleerung« als Ergebnis (»Sie natürlich nicht, Herr Kruska«!), wird mir ebenso übel wie bei der larmoyanten »Mit uns können sie es ja machen«-Ostalgie. Wir sollten die Deutungshoheit weder naseweisen Insektenforschern noch dieser Art von Ostalgikern überlassen. Es war und ist schon immer Aufgabe und Privileg der Analytiker zu differenzieren. Wir sollten es auch hier tun; Stärken und Schwächen der Systeme erkennen und benennen. Und wir müssen uns auch nicht scheuen, die Kräfte, die zur Wiedervereinigung geführt haben, der Wunsch nach Freiheit und das nationale Zusammengehörigkeitsgefühl, gegenwärtig und künftig hoch zu halten. Auch unser Institut ist aus diesen beiden Quellen entstanden. Wir verdanken dem Patriotismus unserer westdeutschen Kollegen, auch wenn sie den Begriff vielleicht nicht einmal gern hören, als Helfer und als Vermittler, sehr viel. Und wir bleiben dankbar dafür.

3. Der Therapeut als handelnde und betroffene Person innerhalb eines sozialmedizinischen Systems

Die guten Jahre sind vorbei. Auch im sozialmedizinischen Bereich spiegelt sich wieder, was im Grunde in allen Bereichen der Gesellschaft geschieht, die dynamische Entwicklung zur Stagnation. Die Gruppenegoismen streben überall ihrem Maximum entgegen. Abgesehen von der eigentlichen Arbeit ist das Drum und Dran eines niedergelassenen Facharztes oder eines Klinikarztes eine einzige Abfolge von Frustration, Kränkung und relativer Ohnmacht. Man muss kein Prophet sein, für die Gruppen, denen es zurzeit relativ gut geht, ähnliches vorauszusehen. Besonders betroffen die junge Generation, die Berufsanfänger. Von der Therapiefreiheit des Arztes zu reden, ist der blanke Hohn.

Die so genannte Bourn-out-Forschung belegt, wie gerade solche Art von Frustration und Kränkung nicht nur die Freude an Beruf, sondern nach und nach die gesamten Kräfte einer Persönlichkeit lähmt und zerstört. Bei Traumatisierungen gehen wir davon aus, das äußeres Ereignis und innere Impulse zusammen spielen müssen, um einen pathologischen Zustand zu erzeugen. Ich denke, dass das sich im Bourn-out-Syndrom auch meist wieder findet: nur ein anderes Etikett für traumatisch bedingte Störungen.

4. Der Therapeut als handelnde und betroffene Person innerhalb der Entwicklungen der Psychoanalyse

Von der Deutungshoheit zu den Deutungsmustern: Von Ferber (1997) hat sich damit ausführlich auseinandergesetzt. Deutungsmuster sollen Handlungssicherheit in Diagnostik und Therapie erhöhen, die Identität eines Berufs oder einer Berufsgruppe und Erkenntnisgewinn auf diesem Fundament und therapeutischen Fortschrittes sichern. Von Ferber gilt als Beispiel das biomedizinische Deutungsmuster an, das inzwischen durch das biopsychosoziale in Ablösung begriffen ist. Die Geschichte der Psychoanalyse, ihrer Spaltungen und neuen Schwerpunktsetzungen ist auch eine einzige Geschichte von Deutungsmustern und dem Kampf um die Deutungshoheit, die immer wieder zu erbitterten Fehden und persönlichen Feindschaften und Diffamierungen geführt hat, aber auch zum vertieften Verständnis seelischer Prozesse, also zum Erkenntnisgewinn.

Ein wundervolles Beispiel für letzteres auf höchstem Niveau ist »die Analyse der Abwehr« von Joseph Sandler und Anna Freud. Aber auch dort geht es um: Was ist und wer vertritt die »richtige Psychoanalyse«? Wir, damit meine ich die ostdeutschen Kollegen, sind in diesen Prozess hineingestolpert, mit dem (Un)Wissen ferner Beobachter. Ganz zu verstehen ist er für mich bis heute nicht.

Aber es ergibt sich damit auch eine andere Konsequenz. Nicht hinein geboren, nicht hinein gewachsen, sondern »beigetreten«, »kooptiert« in die psychoanalytic community (falls das mehr ist, als aus dem Wunsch geborener Begriff), auch das eine Spätfolge der deutschen Teilung. Manchmal ersetze ich in Gedanken »kooptiert« durch »adoptiert«. Nun können Adoptivkinder genauso liebesfähig und liebenswert, ehrgeizig und tüchtig sein, wie andere Kinder, und irgendwann spielt es keine Rolle mehr: außer für sie selbst. Was sich in der Gesellschaft dynamisch verändert, wird sich verzögert in der Theoriebildung und im Behandlungsverständnis wieder finden, gesellschaftliche Entwicklungen machen weder um die Psychoanalyse noch um den einzelnen Psychoanalytiker einen Bogen. Mir scheint bei der Trias »biopsychosozial« sowohl das Biologische als auch das Soziale immer randständiger zu werden, wie in der Gesellschaft auch. Zwar darf bei einer Frau noch mal die »biologische Uhr« ticken, aber Lust und Leidenschaft einerseits und mitmenschliche Bezogenheit andererseits scheinen auf dem Rückzug zu sein.

Ein gutes Beispiel ist die Veränderung der Lebensformen, die ich hier wohl nicht aufzählen muss. Im Mittelpunkt steht das Ich, seine Befriedigung und Verwundbarkeit, abhängig von der Fähigkeit zur Unlustvermeidung. Das wäre aber ein riesiges Thema für sich, hingewiesen sei nur auf Siegfried Zepf, dessen Buch »Lust und Narzissmus« eine hervorragende Diskussionsgrundlage wäre. Die andere große Veränderung, die Veränderung von der vaterdominierten Psychoanalyse Siegmund Freuds, zur Bedeutung an der Mutter orientierten psychoanalytischen Auffassungen sei nur erwähnt. Das alte lateinische »Pater semper incertus« (der Vater ist immer unsicher) als Grundlage römischer Rechtsprechung, gewinnt einen ganz neuen Sinn.

5. Der Therapeut als handelndes, verwickeltes und betroffenes Subjekt in der Therapie traumatisierter Patienten

In meiner Klientel, da ich Psychiater und Psychoanalytiker bin, kommen schwer- und schwerstgestörte Patienten natürlich besonders zahlreich vor, also auch viele Borderline-Patienten. Viele – nicht alle – sind biografisch durch Gewalt, körperliche, seelische und sexuelle Traumatisierungen geprägt. Was wir vorfinden, ist ja der »Zustand nach [...]«, also das unzureichende, oft tragische Ergebnis, von Restitutionsversuchen und einer Weiterentwicklung auf einer schwer geschädigten Matrix.

Spätere Entwicklungskonflikte (Mentzos spricht von Polaritäten, von zu lösenden Aufgaben in jeder Entwicklung) können nicht oder nur deviant gelöst werden, mit dem Resultat einer auf mehreren Ebenen manifestierten Störung. Bei diesen Patienten bin ich von vornherein verwickelt.

Ich bin

- pharmakologisch behandelnder Psychiater
- gelegentlich Notarzt
- Bestätiger von Arbeitsunfähigkeiten
- Einweiser in Kliniken
- herangezogenener Arzt bei Rentenverfahren
- herangezogener Arzt bei der Festlegung des Grades der Behinderung
- herangezogener Arzt bei eventuellen Opferentschädigungsverfahren

- Sachverständiger Zeuge bei Renten- und Opferentschädigungsverfahren
- und nicht zuletzt bei einigen dieser Patienten Therapeut.

Kann man unter diesen Bedingungen überhaupt analytische Therapie machen? Ist der Grad von Verwicklung, Abhängigkeit und Ungleichgewicht nicht von vornherein zu hoch? Zwar versuche ich mit einem anderen Zeitregime Psychotherapie und »Sprechstunde« zu trennen, wähle auch eine andere Sitzordnung, aber natürlich bleiben die obigen Faktoren bestehen.

Ich behandle diese Patienten im Rahmen der psychoanalytisch-interaktionellen Einzeltherapie nach Heigl-Evers und Heigl, sicher mit einigen Modifikationen. Es gibt natürlich eine ganze Reihe von Verfahren, die bei der Bedeutung, die die Traumaforschung in den letzten Jahren bekommen hatte, entwickelt wurden. Manche davon werden eine Zukunft haben, andere vermutlich nicht. Ich mache das, was ich für die Patienten und für mich für angemessen und am besten beherrscht halte. Ich werde jetzt nicht die Grundannahmen und die therapeutische Grundtechnik noch einmal vorstellen, sondern die Grundvoraussetzungen, unter denen man solche Patienten überhaupt behandeln kann. Heigl-Evers spricht von Präsenz, Respekt und Akzeptanz. Und ein bisschen später von Erbarmen, mit den armen Teufeln.

In der Tat sind diese Patienten nicht unbedingt sympathisch, sie sind häufig aggressiv, sie manipulieren und täuschen oft, was das Zeug hält, sie hacken zu, wenn der Hals ungeschützt scheint, sie sind zumindest am Anfang selbst unzuverlässig und nicht vertrauenswürdig, verlangen aber ein ungeheures Maß an Verständnis, Zuverlässigkeit und Wunscherfüllung. Viele sind oknophile Klammerer, schwer entrüstet, wenn es mit der Indienststellung nicht funktioniert. Und trotzdem sind es arme Teufel.

Ich nehme natürlich nur einige dieser Patienten selbst in Therapie. All zu viele würde ich auch gar nicht verkraften. Jeder von Ihnen kennt das Gefühl, nach so einer anstrengenden Sitzung sich auf einen »stinknormalen Neurotiker« zu freuen. Beim Nachdenken darüber scheint mein wesentliches Indikationskriterium zu sein, ob irgendwo sich eine Art Beziehungsbasis, ein emotionelles besonderes Affiziertsein, manchmal auch eine zunächst intellektuelle Brücke vorhanden ist.

Ein Patient, der in einer auf traumatisch bedingte Störungen spezialisierten Klinik behandelt wurde, hatte dort erfahren, dass manche Patienten mit der Annahme eines neuen Namens ihre Vergangenheit versuchen zu beenden und abzuschließen. Er wolle sich, so auf meine Nachfrage nach dem neuen Namen, Voland nennen. Da war diese Brücke. »Der Meister und Margarita« von Bulgakow ist auch eins meiner Lieblingsbücher. Interessant, und dann später weit über einen intellektuellen Dialog hinausreichend und sehr erhellend, waren unsere unterschiedlichen Affizierungen. Während mir eigentlich der Meister, aber vor allem Margarita, eine – atheistische – Mariengestalt in Erinnerung sind, eine Frau, die in diesem Buch für ihre Liebe im Wortsinn zum Teufel geht, war mein Patient von Voland, so nennt sich der Teufel in diesem Roman fasziniert, der übermächtige Täuscher, Betrüger, Manipulator, der »Oberbescheißer«, wie ihn Luther drastisch nannte. Und in der Tat war mein Patient selbst ein Meister der Manipulation und der Indienststellung anderer Menschen. Bei der Freude, die ihm die Schilderung der Taten des Teufels in jenem Moskau der 20er Jahre machte und die er genau kannte, und bei seinem fast wölfischen Lachen wurde mir ziemlich mulmig. Aber irgendwann später riss der Vorhang auf und da war ein kleiner Junge, der von der Mutter mit dem Vater, der im Rollstuhl saß, in eine kleine Kammer eingesperrt wurde (pass Du jetzt mal auf Papa auf!) und von dort die Beischlafgeräusche der Mutter mit ihrem Liebhaber und das ohnmächtige Schluchzen des Vaters hörte, und es stank nach Urin, da der Vater vor Aufregung das Wasser nicht halten konnte. Sie wissen alle, dass es noch ganz andere Geschichten gibt. Aber es gibt nicht immer eine Brücke.

Wenn es sie gibt, wird die Zielstellung unterschiedlich umfassend sein. »Wenn ein Elefant in einen dunklen Laden voller zertrümmerten Porzellans kommt und wenn, wenn er geht, das Porzellan wieder heil in den beleuchteten Vitrinen steht, hat sich das Wunder ereignet, an das jeder Psychoanalytiker glaubt«, wurde schon nach dem Aufkommen der Psychoanalyse gewitzelt. Verrückt, nicht? Ohne einen Schuss Verrücktheit geht es nicht. Ich bin in meinen Zielstellungen bescheidener geworden. Gerade bei schwer gestörten Patienten, mit ernsthaften Suizidversuchen in der Anamnese und Dissoziationen und psychotischen Desintegrationen sind die Ziele, so anspruchslos sie scheinen, ungeheuer schwer zu erreichen. Am Leben erhalten, wenigstens eine oder einige lebbare Beziehungen zu anderen Menschen versuchen zu rekonstruieren, eine Lebensstruktur mit ihnen zu entwickeln und überhaupt erst einmal ein Art Arbeitsbündnis aufzubauen.

Greenson sah als Voraussetzung einer möglichen Therapie an, dass der Patient zu einem Arbeitsbündnis und zur therapeutischen Spaltung fähig sein müsse: hier die analytische Arbeit in tiefer Regression, dort das »normale« Leben, dass der Patient ja führen können müsse. Das können diese Patienten meist nicht, vielleicht irgendwann später. Aber der Therapeut muss es können.

Mir scheint die Fähigkeit zur therapeutischen Spaltung für den Therapeuten besonders wichtig. Das ist vermutlich kein origineller Gedanke, er hat sich mir gerade im Zusammenhang mit der Behandlung traumatisierte Patienten aufgedrängt. Auch der Therapeut hat ja sein normales Leben zu führen, andererseits sich einzulassen.

Eva Jaeggi, die ich für ihre Unverblümtheit sehr schätze, meinte, dass die Arbeit des Therapeuten viel mit der Tätigkeit des Schauspielers zu tun habe und führte aus, dass das Paradoxon für den Therapeuten darin liege, dass er zwar echte Gefühle darstellt und hervorruft, dass er aber nicht wie im echten Leben mit diesen Gefühlen umgehen dürfe. Der zweite Teil ist sicher richtig, der erste Teil sicher nicht. Respekt ist eine Grundhaltung, die hat man überall oder nicht. Erbarmen ist ein Grundgefühl, das sicher geeignete Situationen braucht, um hervorgerufen zu sein, und das geschieht überall oder nicht, so bei Analytikern wie bei allen anderen Menschen auch. Es gibt Situationen, in denen Respekt und Mitgefühl mindestens so wichtig sind wie in der Analyse, zum Beispiel bei Gerichtsverfahren. Da muss ich an eine Szene bei einer Sozialgerichtsverhandlung denken, als ich einem immer gnadenloser insistierenden Anwalt mit mühsam beherrschtem Zorn sagen musste, dass es in der Zeit, um die es ging, noch nicht üblich war, die sexuelle Misshandlung von Kindern mit der Videokamera aufzunehmen und über das Internet zu verscherbeln.

Schwer gestörte traumatisierte Patienten gehören zu denen, die man nicht so schnell vergisst. Sie haben sich eingeprägt, manche auch eingebrannt. Die Behandlung schwer verletzter Patienten gehen meist nicht ohne Verletzungen bei den Therapeuten ab und erinnert uns immer wieder an die Begrenztheit, an die Vergeblichkeit unseres Tuns, spendet uns aber auch eine besonders tiefe, stille Freude – zum lärmenden Jubel ist kein Anlass –, wenn sich doch etwas entwickelt, doch etwas wird.

Resümee

Vorneweg: Wenn Sie das Positive vermissen, dann haben Sie sicher recht, aber heute geht es nicht um Licht, sondern um die Schatten. Vielleicht sollten wir eine Tagung zu den Freuden der Freiheit und den Freuden der Psychoanalyse und der Psychoanalytiker veranstalten. Ganz im Ernst. Auf den zweiten Blick oder wenn der Wind sich dreht. Jeder Segler weiß, dass ständig wechselnde Winde, wenn der Wind springt, die größte Herausforderung (und die größte Gefahr) sind, Herausforderung an sein Können, an sein Vermögen Kurs zu halten. Auf den zweiten Blick: Angetreten und geworfen in eine Geschichte, die durch historische, transgenerationelle und aktuelle Traumatisierungen mitbestimmt ist, haben wir uns immer wieder zu überprüfen und zu positionieren. Die Erblast von zwei Diktaturen, die Geschichte eigener Verletzungen, das Affiziertwerden mit den Traumatisierungen allgemeiner und individueller Art bei unseren Patienten tragen wir in uns und mit uns, aber vielleicht befähigt uns das aber auch: zu schärferem Blick für das Leid, zum Gewahrwerden von Brüchen und Widersprüchen, und zum Erbarmen.

Endlich Freiheit?
Na ja. Ja.
Endlich Psychoanalyse?
Ein klares Ja.

Literatur

Bulgakow, M. (1988): Der Meister und Margarita. Berlin (Verlag Kultur und Fortschritt).

Dührssen, A. (1994): Hundert Jahre psychoanalytische Bewegung in Deutschland. Göttingen (Vandenhoeck & Ruprecht).

von Ferber, C. (1997): Erfolge und Grenzen des biomedizinischen Deutungsmusters. In: Heigl, F., A. Heigl-Evers, J. Ott und U. Rüger (Hg.): Lehrbuch der Psychotherapie, s.d.

Greenson, R. (1995): Technik und Praxis der Psychoanalyse. 7. Auflage Stuttgart (Klett Cotta).

Heigl, F., A. Heigl-Evers und J. Ott (1997): Abriss der Psychoanalyse und der analytischen Psychotherapie in: Heigl, F., A Heigl-Evers, J. Ott und U. Rüger (Hg.): Lehrbuch der Psychotherapie, 3.Auflage Stuttgart-Ulm (Gustav Fischer Verlag).

Jaeggi, E. (2000): Freud und Leid des Beziehungsspezialisten in: Schlösser, A. und K. Höhfeld (Hg.) Psychoanalyse als Beruf Giessen (Psychosozial-Verlag).

Jones, E. (1980.): Das Leben und Werk von Sigmund Freud. Bern und Stuttgart (Verlag Hans Huber).

Mentzos, S. (1993): Psychodynamische Modelle in der Psychiatrie. Göttingen (Vandenhoeck & Ruprecht).

Sandler, J. mit Anna Freud (1969): Die Analyse der Abwehr. Stuttgart (Klett-Cotta).

Schlösser, A. und K. Höhfeld (Hg.) (2000): Psychoanalyse als Beruf. Giessen (Psychosozial-Verlag).

Zepf, S. (1997): Lust und Narzissmus. Göttingen (Vandenhoeck & Ruprecht).

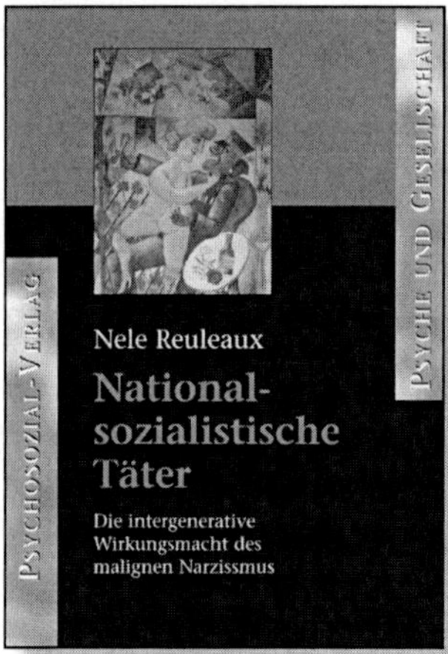

November 2006 · ca. 340 Seiten · Broschur
EUR (D) 32,– · SFr 55,–
ISBN 3-89806-555-3 · 978-3-89806-555-9

In der modernen NS-Täterforschung sind die tiefenpsychologischen Strukturen der NS-Täter bisher vernachlässigt worden und somit auch die Frage, welche innerfamiliären, psychologischen Folgen NS-Täterschaft auf die nachfolgenden Generationen hat. Nele Releaux untersucht diese Wirkungsmacht von Destruktivitätspotenzialen und das Zusammenwirken der sozialen, politischen und psychischen Dimensionen.

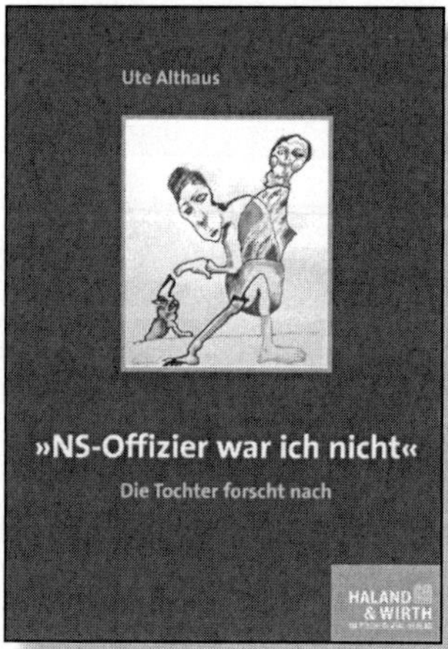

2006 · 300 Seiten · Broschur
EUR (D) 24,90 · SFr 43,–
ISBN 3-89806-504-9 · 978-3-89806-504-7

Anhand von Zeitdokumenten rekonstruiert die Autorin die Geschichte ihres Vaters und seiner Familie. Sie will verstehen, warum sich dieser so bedingungslos den Nazis anschloss und noch am letzten Kriegstag einen unfassbaren Mord beging, für den er nie die Verantwortung übernahm.

Mit dieser hintergründigen und persönlichen Untersuchung liefert Ute Althaus ein differenziertes Psychogramm eines faschistischen Mitläufers und Nazitäters.